Goodbye
CELLULITE

Prof. Dr. Michaela Axt-Gadermann
Stefanie Burmeister

Goodbye CELLULITE

südwest

INHALT

Vorwort 6

WICHTIGE FAKTEN UND HILFREICHE TRICKS 9

Cellulite – ein recht neues Problem 10

Mehrgleisige Strategie gegen Orangenhaut 12

Bindegewebe straffen 14

So kannst du das kollagene Gewebe stärken 16

Fett abbauen – eine Wissenschaft für sich 17

Äpfel mit Birnen vergleichen 19

Insulin bewacht die Fettzellen 21

Braunes Fettgewebe – der heilige Gral der Fettverbrennung 24

Mit Chili und Fischöl dem Fett einheizen 26

Grüner Tee – der Alleskönner 29

Schlanker durch Darmbakterien? 30

Hormone in Balance bringen 36

Weibliche Hormone füttern die Orangenhaut 38

Testosteron – ein starker Partner gegen Cellulite 39

Wachstumshormon Somatotropin – der Straffer 42

Stresshormon Cortisol sorgt für Pölsterchen 43

So bringst du deine Hormone in Balance 44

Flüssigkeit im Gewebe mobilisieren 46

Massagen – kein fauler Zauber 47

Cellulite wegcremen? 48

DEIN ANTI-CELLULITE-WORK-OUT 53

Mit Bewegung für ein starkes Bindegewebe 54

Let's do it! 55

Auf Touren kommen: Warm-up 56

Spielräume ausschöpfen: Mobilisation 68

Lass Muskeln wachsen – Krafttraining 90

Ran an die Kalorien mit Tabata-HIIT-Training 132

Wieder runterkommen: Cool-down 154

Go for it! 166

Dein 4-Wochen-Programm 167

Dein 30-Minuten-Trainingsplan 168

Dein 60-Minuten-Trainingsplan 172

REZEPTE 177

Gezielt ernähren 178

Frühstück 182

Mittagessen 188

Abendessen 194

Drinks 200

Literatur 204

Übungsregister 206

Rezeptregister 207

Impressum 208

Vorwort

Um gleich das Wichtigste vorab zu klären: Cellulite ist nichts, wofür du dich schämen musst: Immerhin 80 bis 90 Prozent aller Frauen haben die ungeliebte Orangenhaut – egal ob dünn, dick, klein oder groß. Cellulite entsteht oft direkt nach der Pubertät. Die weiblichen Sexualhormone steuern die Cellulite, die durch Übergewicht, schlechte Ernährung, Stress, Alkohol, Zigaretten und Bewegungsmangel verstärkt wird. Aber es gibt auch einiges, was du tun kannst, um dein Hautbild zu verbessern. Was konkret, das zeigen wir dir in diesem Buch.

Wir, dass sind Michaela Axt-Gadermann, Stefanie Burmeister und Regina Rautenberg. Michaela ist Hautfachärztin, Sportmedizinerin und Professorin für Gesundheitsförderung. Sie liebt es, im Regen durch den Wald zu joggen, und ist ein riesengroßer Fan von frischem, selbst zubereitetem Essen. Stefanie ist Personal Trainerin, Journalistin und Dozentin und auch privat ein absoluter Sportaholic. Mindestens fünfmal pro Woche tobt sie sich beim CrossFit oder im Fitnessstudio aus. Und auch Stefanie liebt gutes Essen. Bunte Bowls sind ihre Spezialität. Regina ist Diplom-Ökotrophologin, Food-Redakteurin, Rezeptentwicklerin und Lektorin im Gesundheitsbereich. Das Kreieren von neuen Rezepten sowie gutes Essen gehören neben Reisen zu ihren großen Leidenschaften. In ihrer Freizeit hält sie sich mit Fahrradfahren und regelmäßigem Sport fit.

Wir haben unser Wissen für dich gebündelt, sortiert und im Buch für den besseren Überblick in drei verschiedene Teile gegliedert: den wissenschaftlichen, den praktischen und den leckeren. Im ersten Teil des Buches erklärt dir Michaela, wie genau Cellulite entsteht und was in deinem Bindegewebe passieren muss, damit sich Orangenhaut zurück in Pfirsichhaut verwandelt. Hier geht es vor allem um die Theorie und die medizinischen Grundlagen, damit du weißt, was in deinem Körper passiert.

Im zweiten Teil des Buches findest du ein ausführliches und schweißtreibendes Anti-Cellulite-Work-out. Stefanie stellt dir viele Übungen vor, die sich gezielt den Cellulite-Problemzonen widmen – den Beinen und dem Po. Du kannst dir aus diesen Übungen selber einen Trainingsplan zusammenstellen oder aber einen feststehenden 4-Wochen-Plan durchpowern, der dir die einzelnen Übungen genau vorgibt.

Im dritten und letzten Teil des Buches gibt es von Regina einen Ernährungsteil mit vielen leckeren Rezepten, die sie extra für dich entwickelt hat: Frühstück, Mittag- und Abendessen. Diese Rezepte unterstützen dich dabei, dein Bindegewebe „umzubauen“, sprich: deinen Muskelanteil zu erhöhen und deinen Fettanteil zu verringern. Gleichzeitig wirst du niemals das Gefühl haben, auf Diät zu sein oder dich wahnsinnig einschränken zu müssen. Es gibt einfach nur ein paar Dinge, auf die du achten solltest.

Ganz klar: Unser Anti-Cellulite-Plan ist kein Wundermittel und funktioniert nicht über Nacht. Bleibst du allerdings dran, trainierst kontinuierlich und achtest auf eine ausgewogene Ernährung, wirst du schon bald belohnt: mit einem deutlich besseren Körpergefühl, glatterer Haut und strafferen Muskeln.

Wir wünschen dir viel Spaß und Erfolg mit unserem Buch:
Michaela Axt-Gadermann, Stefanie Burmeister und Regina Rautenberg

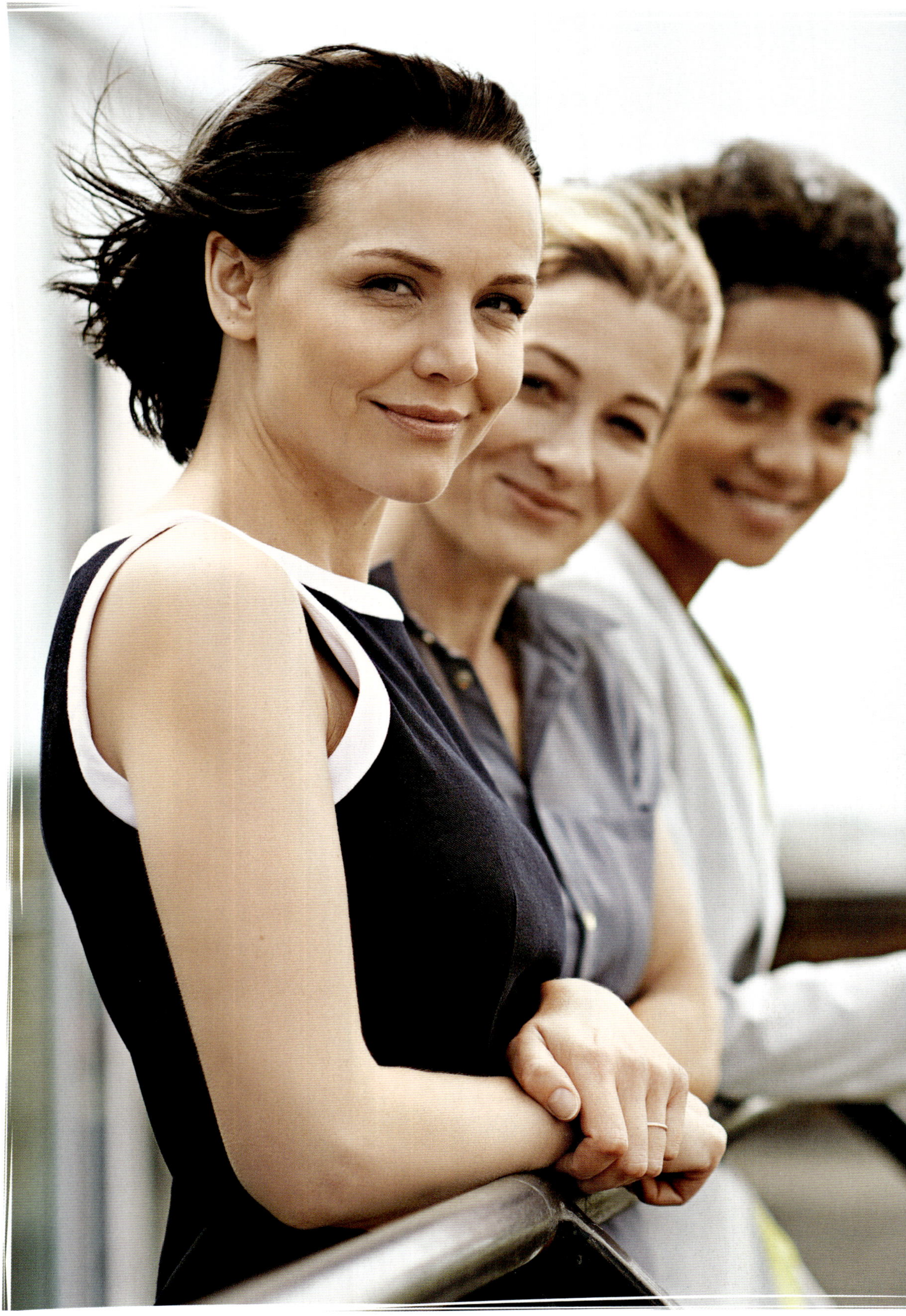

Teil 1

WICHTIGE FAKTEN UND HILFREICHE TRICKS

Von zehn Frauen haben neun Cellulite – du bist also nicht allein damit. Aber du kannst etwas dagegen tun: Du kannst die Orangenhaut durch deinen Lebensstil beeinflussen und erzielst dabei langfristig mit einer mehrgleisigen Strategie die besten Erfolge.

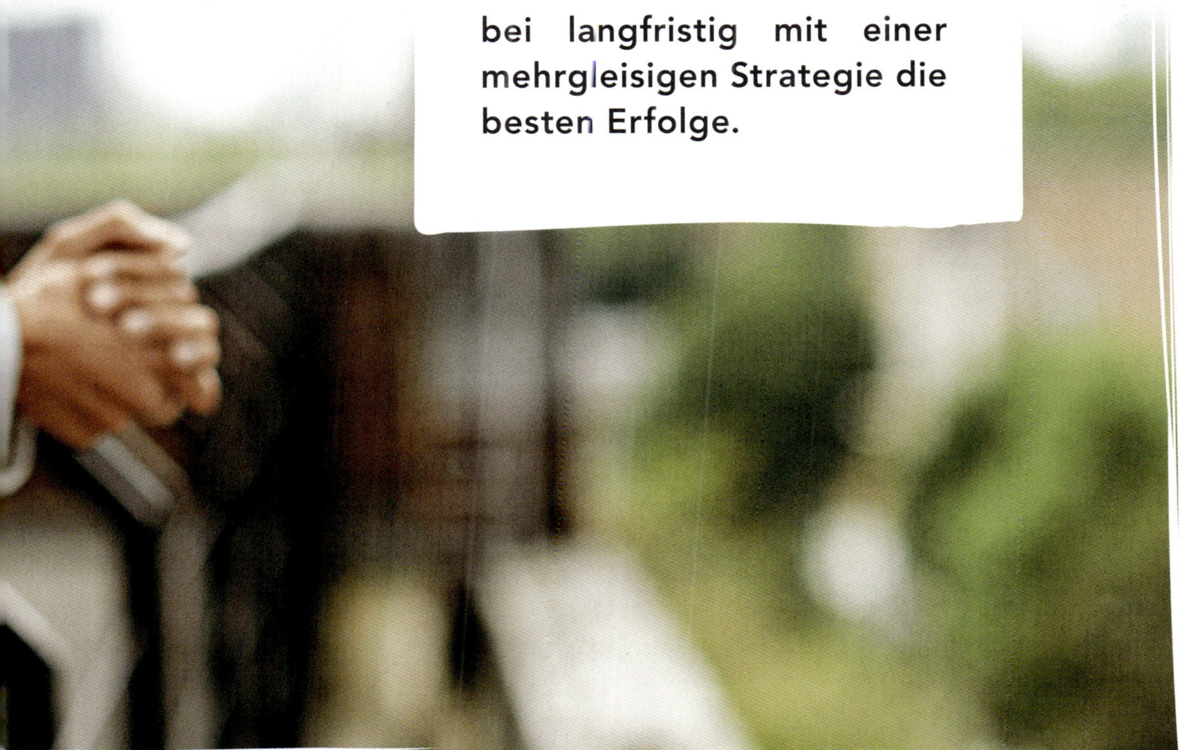

Cellulite – ein recht neues Problem

Pippa Middleton hat Cellulite! Ach, du meine Güte! Noch bei der Hochzeit ihrer Schwester Kate mit Prinz William im April 2011 war Pippas knackiger Po Gesprächsthema Nummer eins. Und nur wenige Monate später muss die Welt feststellen: Auch „Her Royal Hotness" bleibt vom vielleicht weiblichsten aller Probleme nicht verschont: Cellulite, Orangenhaut oder – noch weniger schmeichelhaft – Hagelschaden an den Oberschenkeln. Paparazzifotos der joggenden Prinzenschwägerin brachten es an den Tag.

Was sagt uns das? Wir sind in guter Gesellschaft! Orangenhaut macht vor keinem weiblichen Körper halt. Fast 90 Prozent aller Frauen über 20 haben kleine oder größere Dellen an Po, Bauch und Oberschenkeln. Und Pippa ist nicht die Einzige. Auch Jennifer Lopez, Kim Kardashian, Britney Spears, Halle Berry und wie sie alle heißen wurden schon von Paparazzi mit Grübchen und Kratern abgelichtet. Obwohl wir bisher – Photoshop sei Dank – immer der Meinung waren, alle Promis seien vor Orangenhaut gefeit. Eigentlich könnten wir nun entspannen, denn trotz einem bisschen Orangenhaut zählen sie zu den ausgesprochen attraktiven Frauen.

Cellulite oder Cellulitis?

Beide Begriffe liest du oft in Zeitschriften und Artikeln, aber nur einer ist korrekt. Da gibt es eine eindeutige Antwort. Richtig ist „Cellulite". Die Endung „-itis" steht in der Medizin für Entzündungen, zum Beispiel bedeutet Gastritis Magenschleimhautentzündung. Orangenhaut ist aber keine Krankheit und auch keine Entzündung des Bindegewebes.

Während fast alle Frauen unter Orangenhaut leiden, kommen selbst übergewichtige Männer bei diesem Thema meist ungeschoren davon. Cellulite ist eine höchst weibliche Angelegenheit: Die Östrogene sind zu einem großen Teil dafür verantwortlich, ob du an deinen Oberschenkeln Grübchen, Dellen oder gar Krater entdeckst. Für Männer wird Orangenhaut erst dann ein Thema, wenn ihr Hormonhaushalt durcheinanderkommt und männliche Hormone – zum Beispiel bei bestimmten Therapien – geblockt werden müssen oder die körpereigene Testosteronproduktion zum Erliegen kommt.

Obwohl unserer Umwelt, vor allem unseren Partnern, die kleinen Dellen oft gar nicht auffallen – dabei handelt es sich wahrscheinlich um das gleiche Phänomen, das auch für die Blindheit bei neuen Frisuren und das Nichtwahrnehmen von drei Kilo Gewichtsverlust verantwortlich ist –, nagt Cellulite trotzdem häufig am eigenen Selbstbewusstsein. Dabei wurde Orangenhaut früher überhaupt nicht als Problem betrachtet. Im Gegenteil: In der Vergangenheit stellten füllige Orangenhautschenkel sogar das gängige Schönheitsideal dar und der Maler Peter Paul Rubens bannte seine drei Grazien oder auch Venus, die römische Göttin der Schönheit und der Liebe, mit einer Cellulite dritten Grades auf die Leinwand.

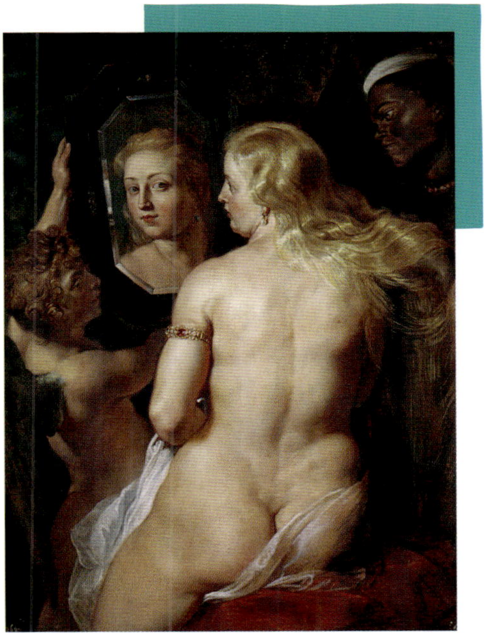

Zu Zeiten von Rubens – hier „Venus vor dem Spiegel“ – galt Cellulite als schön.

Bevor der erste Zeitschriftenartikel Orangenhaut als Problem erkannte, hatte sich niemand danach erkundigt, wie man Cellulite bekämpfen könnte. Das änderte sich vor rund 100 Jahren, als ein französisches Modemagazin erstmals die Dellen thematisierte. Doch noch bis Ende der 1960er-, Anfang der 1970er-Jahre schien Orangenhaut ein rein französisches Problem darzustellen – bis auch die US-*Vogue* das Thema aufgriff und unzählige Frauen plötzlich einen Makel an sich erblickten, der bis dahin als nicht besonders störend empfunden wurde.

Mehrgleisige Strategie gegen Orangenhaut

Cellulite ist deshalb so schwer anzugehen, weil es nicht nur einen einzigen Auslöser gibt, der sich gezielt beseitigen lässt. Orangenhaut wird durch ein komplexes Zusammenspiel von schwachen Kollagenfasern, weiblichen Hormonen, schlechter Durchblutung, einem erhöhten Druck im Gewebe, ungünstiger Verteilung des Fettgewebes, Flüssigkeitseinlagerungen und einer dünnen Haut verursacht. Wenn du wirklich etwas gegen die Dellen tun möchtest, ist es deshalb sehr sinnvoll, gleich von mehreren Seiten anzugreifen.

Folgende Strategien kannst du im Kampf gegen die Dellen einsetzen:

- das Bindegewebe straffen,
- das Fettgewebe abbauen,
- die Hormone in Balance bringen,
- gestaute Flüssigkeit mobilisieren,
- Muskeln aufbauen,
- dich ausgewogen ernähren.

Informationen zu den ersten vier Punkten gibt es gleich in diesem Teil des Buches. Diese Maßnahmen sind wichtig für einen dauerhaften Erfolg und kommen in den meisten Anti-Cellulite-Programmen leider viel zu kurz. Weitere wichtige Bausteine des Programms sind Bewegung und ausgewogene

Ernährung. Da das Trainingsprogramm und die Rezepte mehr Raum einnehmen, haben sie jeweils einen eigenen Buchteil bekommen. Da zeigen wir dir genau, welche Übungen und Rezepte dir helfen werden.

Bitte bedenk, dass sich die Orangenhaut nicht von heute auf morgen, sondern über viele Jahre entwickelt hat. Ausdauer und Durchhaltevermögen sind deshalb auch bei der Bekämpfung der Cellulite wichtig, denn wir können dir keine schnellen Erfolge versprechen. Nimm dir Zeit und hab Geduld. Je früher du gegen die ersten Anzeichen der Bindegewebsschwäche vorgehst und je konsequenter du dranbleibst, desto schneller und deutlicher wirst du auch Erfolge feststellen können. Wir zeigen dir verschiedene vielversprechende Ansätze, mit denen du die Ausprägung deiner Cellulite nach und nach sichtbar und spürbar verbessern kannst.

Wie „schlimm" ist deine Orangenhaut?

Zu Forschungszwecken und zur Beurteilung von Verbesserungen durch kosmetische oder medizinische Behandlungen wird das Erscheinungsbild der Cellulite in vier Schweregrade eingeteilt:

Grad 0: Deine Hautoberfläche ist sowohl im Liegen als auch im Stehen glatt. Kneifst du mit zwei Fingern in die Haut, dann bilden sich höchstens Falten und Linien, aber nicht das typische Dellenmuster.

Grad 1: Deine Hautoberfläche ist im Liegen und Stehen glatt. Wenn du den Kneif-Test machst, dann sieht man das typische Matratzenphänomen.

Grad 2: Deine Hautoberfläche ist im Liegen glatt. Im Stehen kannst du die typische Orangenhaut sehen.

Grad 3: Sowohl im Liegen als auch im Stehen siehst du die Cellulite-Dellen an der Haut.

Bindegewebe straffen

Immer wieder ist bei Cellulite vom Bindegewebe die Rede. Aber was ist das eigentlich genau? Darunter versteht man vor allem eine Ansammlung von Zellen und Fasern, die unsere Haut straff halten und ihr gleichzeitig auch Elastizität geben. Im Aufbau des Bindegewebes liegt schon ein erster wichtiger Grund des Cellulite-Übels.

Unsere Haut ist dreischichtig aufgebaut. Ganz außen an der Oberfläche befindet sich die Oberhaut (Epidermis). Sie besteht aus Hornzellen und ist an Bauch, Po und Oberschenkeln rund 2 Millimeter dick. Darunter breitet sich die Lederhaut, die Dermis, aus. Je nach Körperregion – an den Augen etwa ist sie dünner als am Arm – macht diese 0,5 bis 1,5 Millimeter aus.

Doch die Cellulite spielt sich vor allem in der Schicht darunter ab, in den Tiefen des Fettgewebes. Neben Blutgefäßen und Nervenfasern, die diese dritte Schicht durchziehen, sind tropfenförmige Fettzellen hier die Hauptakteure. Je nach Körperteil und Körperfettanteil kann die Dicke dieser Schicht 10 Zentimeter oder mehr betragen. Denk nur an Oberschenkel und Po, die die Natur als natürliche Reserven für Schwangere und Stillende vorgesehen hat. Zusammengehalten werden die Fettzellen von Bindegewebssträngen aus Kollagen. Diese sogenannten Bindegewebssepten können parallel zur Hautoberfläche verlaufen, sich in einem 45-Grad-Winkel neigen oder auch senkrecht stehen. Und hier liegt der große Unterschied zwischen Mann und Frau: Bei Frauen mit Cellulite stehen viel mehr Kollagenfasern senkrecht zur Hautoberfläche als bei Männern. Wie Säulen verlaufen sie dann im Fettgewebe und lassen dazwischen noch reichlich Platz für vorwitzige Fettzellen, die aus diesen „Bindegewebssäcken“ zur Hautoberfläche drängen und sich dann als Dellen abzeichnen. Zudem ist das

Bindegewebe von Frauen prinzipiell relativ locker, damit es bei einer möglichen Schwangerschaft leicht nachgeben kann und dem wachsenden Bauch genügend Raum lässt. Deshalb weicht es auch dem Druck des Fettgewebes willig aus.

Anders sieht es bei den Männern aus. Wenn es um Cellulite geht, sind sie klar im Vorteil. Ihr Bindegewebe ist fester und gitterförmig aufgebaut. Die netzförmig verspannten Kollagenfasern geben dem Gewebe eine hohe Stabilität und schnüren die Fettzellen zu einem festen Paket zusammen. Da zeichnen sich die Fettzellen selbst bei übergewichtigen Männern nicht an der Hautoberfläche ab.

AUFBAU DER HAUT

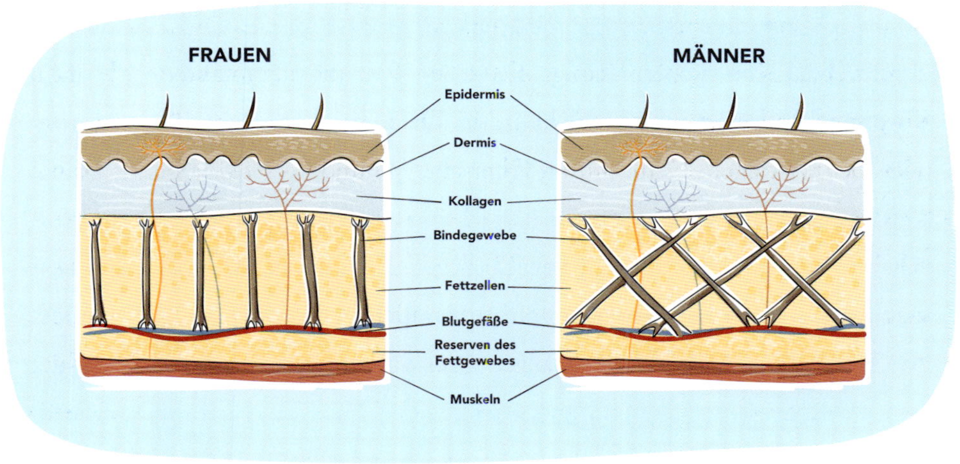

Bei Frauen (links) verlaufen die Kollagenfasern des Bindegewebes wie parallel stehende Säulen von unten nach oben durch das Fettgewebe. Kleine oder größere Fettzellen können sich dadurch leicht bis nach außen durchdrücken. Das männliche Bindegewebe (rechts) ist hingegen wie ein Netz konstruiert, das das Fettgewebe straff zusammenhält.

So kannst du das kollagene Gewebe stärken

Alle Gewebe unseres Körpers unterliegen ständigen Umbau- und Reparaturvorgängen. Mit den Jahren laufen diese Erneuerungsprozesse aber immer langsamer ab und der Abbau überwiegt den Aufbau. Das geht natürlich auch auf Kosten des Bindegewebes. Wie schnell sich die straffenden Fasern abbauen, hast du aber zu einem Teil auch selbst in der Hand. Pauschal können wir sagen: Alles, was Falten macht, begünstigt auch Cellulite. Denn Sonnenstrahlen und Zigaretten schädigen die Fasern und aktivieren Enzyme, die den Abbau beschleunigen. Studien haben gezeigt, dass die Kombination aus erblicher Veranlagung und Rauchen die Ausprägung der Dellen sehr stark begünstigt. Wenn du dich dann noch schlecht ernährst, fehlen Nährstoffe fürs straffe Bindegewebe. Die Produktion neuer, fester Bindegewebssepten kommt ins Stottern. Um Kollagenfasern und elastische Fasern zu spinnen, benötigt unsere Haut ganz unterschiedliche Baustoffe:

Vitamin C ist unerlässlich für die Kollagenbildung, denn bei einem Mangel kommt es sehr schnell zu Störungen in der Faserproduktion. Wenn du also einen großen Bogen um Zitrusfrüchte, Erdbeeren und Kiwis machst und auch mit Nahrungsergänzungsmitteln kein Vitamin C zuführst, dann kommen Cellulite und auch Falten schneller, als dir wahrscheinlich lieb ist.

Kupfer benötigen die jungen Fasern, um sich zu vernetzen. Für ein stabiles und belastbares Kollagengerüst solltest du deshalb öfter zu kupferreichen Nahrungsmitteln wie Kakao, Cashewkernen, Kichererbsen und Grünkohl greifen.

Eiweißbausteine (Aminosäuren) sind die Grundelemente der kollagenen Fasern, die du mit der Nahrung aufnehmen kannst. Vor allem die Aminosäuren Lysin, Glycin und Prolin sind unverzichtbar für straffes Bindegewebe. Alle drei findet man hoch dosiert in Fleisch, vor allem in Rindfleisch, und in Fisch (besonders in Lachs, Makrele, Thunfisch, Forelle). Wer darauf nicht so viel Appetit hat, kann sich durch Milchprodukte (vor allem Käse), Hülsenfrüchte (Soja, Linsen, Bohnen) und Nüsse, allen voran Erdnüsse (auch als Erdnussbutter), sowie Vollkornmehl (Weizen- und Dinkelmehl) gut mit den wichtigen Kollagenbausteinen versorgen.

Top-Nährstoffe gegen Orangenhaut

Die besten Vitamin-C-Quellen sind Acerolakirschen, Sanddornbeeren, Guave, Schwarze Johannisbeeren, Paprika, Brokkoli, Grünkohl, Erdbeeren – auch Zitrusfrüchte sind nicht schlecht, enthalten aber weniger als die hier aufgeführten Früchte und Gemüsesorten.

Zu den **kupferreichen Lebensmitteln** gehören Cashewnüsse, Kichererbsen, Grünkohl, roher Kakao, Sesam, Quinoa, Mandeln, Linsen, Chiasamen, Avocados und Rosinen, Gerste und Haferflocken.

Lysin ist in Lachs, Eiern, Walnüssen, Vollkornmehl und Erbsen enthalten.

Prolin findest du in Sojaprodukten (Spitzenreiter), Rind- und Schweinefleisch, Fisch, Hülsenfrüchten und Walnüssen.

Glycin liefern vor allem Fisch (Thunfisch, Makrele, Forelle), Erdnüsse, Kürbiskerne und Hülsenfrüchte.

Fett abbauen – eine Wissenschaft für sich

Der Cellulite entkommt fast niemand. Sogar schlanke Frauen können Grübchen und Dellen an Hüften und Oberschenkeln bekommen – meistens ist die Ausprägung aber geringer, wenn das Fettgewebe dünner ist. Studien belegen eindeutig, dass der Cellulite-Grad tatsächlich umso stärker ist, je höher der

Body-Mass-Index (BMI) liegt. Deshalb ist der gezielte Abbau von Fettgewebe – vor allem bei Übergewicht – eine wichtige Maßnahme.

Prinzipiell haben Frauen mehr Fettgewebe als Männer: Die Natur hat hier wieder an die Mutterschaft gedacht und entsprechend vorgesorgt. Weibliche Fettzellen sind besonders aufnahmefähig und können sich bis zum Zehnfachen ihres Volumens ausdehnen. Selbst eine sehr schlanke Frau hat naturgemäß einen rund 10 Prozent höheren Körperfettanteil als ein schlanker Mann. Aber das ist normal und macht uns ja auch weiblich. Möglicherweise möchtest du aber trotzdem das eine oder andere Pfund verlieren.

Früher dachte man, das mit dem Gewicht und den Kalorien sei ganz einfach und im Prinzip nur eine Rechenaufgabe: Man muss nur weniger essen, als man verbraucht, und schon purzeln die Pfunde. Inzwischen weiß man, dass Abnehmen und Gewichthalten viel komplizierter sind. Dabei spielen die Hormone eine große Rolle. Östrogene fördern die typisch weibliche Fettverteilung und verhindern wirkungsvoll den Abbau von „Speicherfett" um die Körpermitte. Doch auch das blutzuckersenkende Hormon Insulin ist mit von der Partie, wenn der Zeiger der Waage eher nach rechts als nach links tendiert. Nach neuesten Erkenntnissen hat auch unsere Darmflora ein Wörtchen mitzureden, vor allem, was die Ausnutzung der Kalorien und die Produktion von Sättigungshormonen betrifft. Und schließlich weiß man seit ein paar Jahren, dass Fett nicht gleich Fett ist: Es gibt sogar Fettzellen, die den Abbau anderer Fettzellen wirkungsvoll unterstützen.

In diesem Kapitel möchten wir keine Kalorientabellen abdrucken oder dir strenge Ernährungsregeln vorschreiben, sondern wir möchten dich über die Physiologie des Fettgewebes informieren und dir aktuelle, durch wissenschaftliche

Studien abgesicherte Erkenntnisse vorstellen, die dich beim Abnehmen und beim gezielten Fettabbau unterstützen können.

Äpfel mit Birnen vergleichen

Je nach Geschlecht und individueller hormoneller Situation gibt es Körperbereiche, an denen sich Fettpölsterchen bevorzugt anlagern. Wenn du übergewichtig bist, ist es für deine Gesundheit entscheidend, ob du eher zu Hüftgold neigst, Reiterhosenspeck hast, sich der eine oder andere Rettungsring um deine Taille legt oder sich die Pfunde in Form eines Bierbauchs ablagern. Denn nicht nur überzählige Kilos sind ungesund. Auch die Fettverteilung spielt eine Rolle.

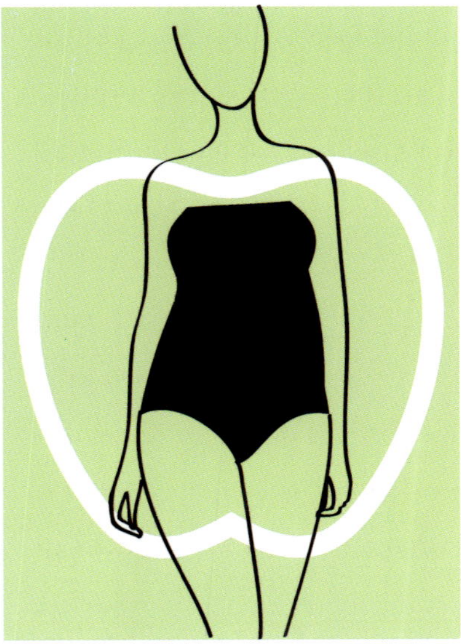

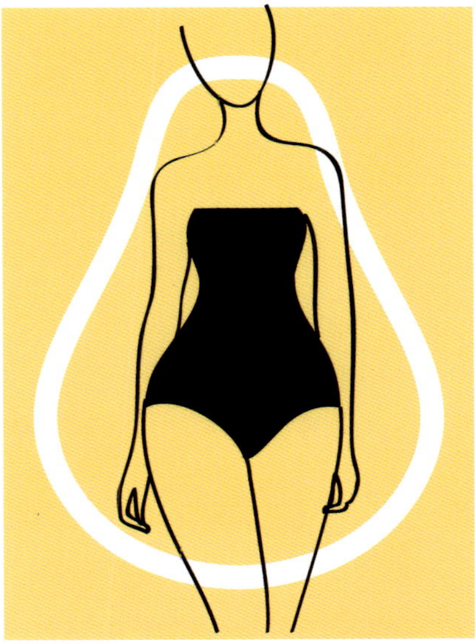

Bauchfett ist hormonell aktiv und wird je nach individuellem Typ an unterschiedlichen Körperstellen gespeichert.

Dabei unterscheidet man zwei Typen: den Apfel- und den Birnentyp. Charakteristisch für Frauen ist der Birnentyp, bei dem die Energiereserven eher in der unteren Körperhälfte gespeichert werden und die Silhouette an Hüfte und Oberschenkel „birnenförmig" auseinandergeht. Der Birnentyp mag ästhetisch als störend empfunden werden, aber: Besteht nur leichtes Übergewicht, ist er gesundheitlich unbedenklich. Männer neigen eher zum Apfeltyp. Sie speichern ihr Fett bevorzugt in einem runden, „apfelförmigen" Bauch. Dieser Fettverteilungstyp, den du gelegentlich auch bei Frauen findest, ist besonders gefährlich für unsere Gesundheit, denn er begünstigt Herz-Kreislauf-Erkrankungen: Bauchfett wird bei dieser Fettverteilung leichter in die Gefäße freigesetzt, erhöht die Blutfettwerte und steigert das Risiko für Arterienverkalkung. Reithosenspeck macht das nicht.

Ob du zu dem einen oder anderen Typ gehörst und ob dein überschüssiges Fett nur lästig oder vielleicht schon gefährlich ist, kannst du mit Maßband und Taschenrechner feststellen. Zwei Werte könne dir Auskunft geben: der Bauchumfang und der Taillen-Hüft-Quotient.

Bauchumfang

Den Bauchumfang misst du morgens an der Stelle des größten Umfangs. Miss vor dem Frühstück und unbekleidet. Nicht tief einatmen oder den Bauch extra einziehen, sondern miss deinen entspannten Bauch. Achtung: Liegt dein Bauchumfang über 88 Zentimeter (Frauen) beziehungsweise 102 Zentimeter (Männer), musst du unbedingt abnehmen, denn dann ist dein Risiko für Herz-Kreislauf- und Stoffwechselerkrankungen – auch unabhängig von deinem Fettverteilungstyp – deutlich erhöht. Die gute Nachricht: Wenn sich dein Bauchumfang nur um einen Zentimeter verringert, dann sinkt dein Risiko für die Erkrankungen schon um 5 Prozent.

Taillen-Hüft-Quotient

Um den Taillen-Hüft-Quotienten zu bestimmen, misst du den Bauchumfang noch einmal in der Taille, etwa in der Höhe des Nabels. Bei „Apfeltypen“ ist der Wert meist mit dem Bauchumfang identisch. Den Hüftumfang bestimmst du, indem du das Maßband über den Po legst, und zwar dort, wo er sich am stärksten wölbt. Nun teilst du den Taillenumfang durch den Hüftumfang. Beispiel: Du hast an der Taille 95 Zentimeter gemessen und an der Hüfte 110 Zentimeter. Dann beträgt dein Taillen-Hüft-Quotient (international auch Waist-to-Hip-Ratio = WHR genannt) 0,86.

Was bedeutet der Wert? Ein gesunder Taillen-Hüft-Quotient liegt bei Frauen unter 0,8 und bei Männern unter 0,9. Der Wert wäre also für einen Mann gerade noch okay, für eine Frau leicht erhöht. Bei Werten über 0,8 (Frau) beziehungsweise 0,9 (Mann) tendierst du mehr und mehr zum Apfeltyp, der ein erhöhtes Risiko für Herz-Kreislauf-Erkrankungen mit sich bringt. Du solltest dann auf jeden Fall mit deinem Gewicht in den gesunden Bereich kommen. Der „Apfeltyp“ ist für deine Gesundheit problematisch, weil unser Organismus das Bauchfett gerne in die Blutgefäße abgibt. Wenn du diese Form der Fettverteilung bei dir feststellst, dann solltest du regelmäßig beim Arzt deines Vertrauens deinen Cholesterin- und deinen Triglyceridspiegel sowie die Blutzucker- und Harnsäurewerte überprüfen lassen.

Insulin bewacht die Fettzellen

Egal, ob wir einen Marathon laufen oder nur zu Mittag essen – unser Organismus kann ohne Energie nicht einmal die einfachsten Aufgaben bewältigen. Seine Power kann sich dein Körper entweder aus Kohlenhydraten, die er in Zucker umwandelt, oder aus Fettsäuren holen. Nach einer Mahlzeit mit vielen leicht verdaulichen Kohlenhydraten steigt der Zuckerspiegel im Blut stark an.

Doch Zucker – ein Synonym ist „Glukose" – nutzt uns wenig, solange er sich in den Blutgefäßen und außerhalb der Zellen befindet. Bleibt der Glukosespiegel im Blut zu lange auf einem hohen Level, kann das sogar Arterienverkalkung begünstigen. Erst in den Zellen kann der Zucker in Energie umgewandelt werden. Deshalb schüttet die Bauchspeicheldrüse rasch das blutzuckersenkende Hormon Insulin aus. Es befördert die Glukose ins Zellinnere und „reinigt" das Blut vom Zucker.

Zucker kann vom Körper recht leicht verwertet werden. Um Energie aus Fett zu gewinnen, muss er sich deutlich mehr anstrengen. Ganz klar, dass unser Organismus zunächst den einfachen Weg wählt: Solange noch genug leicht verwertbare Kohlenhydrate zur Verfügung stehen, muss er nicht den mühsameren Weg über den Fettabbau nehmen. Unser Körper orientiert sich bei der Auswahl der sinnvollsten Energiequelle deshalb an der Höhe des Insulinspiegels. Ist der niedrig, muss Fett her, damit das „System Mensch" weiterfunktioniert. Ist der Insulinspiegel hoch, dann ist das für die Fettzellen ein Zeichen, dass genug Zucker zur Verfügung steht und die Energie nicht mühsam aus den Fettdepots gezogen werden muss. Logischerweise bleibt dann die Fettzelle zu und Fettgewebe wird nicht abgebaut. Insulin ist quasi der Stoppschalter, der die Fettverbrennungsmaschine ausstellt.

Wenn du Fettgewebe abbauen und die Cellulite reduzieren möchtest, musst du deine Fettzellen aktivieren. Das klappt leider nur, wenn du wenig Zucker im Blut hast und deshalb auch kein Insulin ausgeschüttet werden muss. Leidest du nicht unter einer Zuckerkrankheit, dann bekommt dein Körper das nach einer Mahlzeit so in ein bis zwei Stunden hin. Und jetzt droht die Snackfalle! Wenn du nun zu einer kleinen Zwischenmahlzeit greifst – und sei es nur ein Apfel oder eine Banane –, dann geht der Blutzuckerspiegel wieder nach oben. Der

Fettstoffwechsel, der gerade in Gang kommen wollte, schaltet wieder in den Leerlauf. Möchtest du deinen Körper auf Fettverbrennung programmieren, dann musst du deinen Insulinspiegel zwischendurch für eine längere Zeit absinken lassen. Am Anfang ist es vielleicht nicht so einfach, den kleinen Appetit zu ignorieren – von Hunger kann da noch gar keine Rede sein. Auch die Macht der Gewohnheit spielt eine große und wichtige Rolle, wenn du ganz automatisch um zehn Uhr morgens zum Müsliriegel greifst und am Nachmittag ein Süßteilchen vom Bäcker holst.

Mit ein paar Tricks kannst du deinen Insulinspiegel senken:

- Halte dich strikt an drei Mahlzeiten. Wenn du etwas Süßes essen möchtest, dann am besten direkt nach dem Hauptgericht. Zwischen den Mahlzeiten sollten mindestens vier Stunden ohne Kalorienaufnahme liegen. Wasser, Tee oder Kaffee darfst du gerne trinken, aber bitte ohne Zucker und Milch, damit Kohlenhydrate nicht wieder die Insulinausschüttung anregen.
- Bevorzuge tagsüber komplexe Kohlenhydrate aus Gemüse, Vollkornprodukten, Nüssen und Hülsenfrüchten. Die lassen deinen Blutzuckerspiegel erst gar nicht so stark ansteigen.
- Nachts haben wir die längste nüchterne Phase – ein Fest für die Fettzellen, die sich dann öffnen können. Du kannst den Effekt noch verstärken, indem du abends nur wenige oder keine Kohlenhydrate isst. Dann sinkt dein Blutzuckerspiegel noch schneller ab. Eiweiß ist aber erlaubt.
- Lasse ab und zu mal die Abendmahlzeit ausfallen. Man bezeichnet das auch als „Dinner-Cancelling", also das Streichen des Abendessens. Das musst du nicht jeden Abend machen. Ein-, zweimal wöchentlich nach 16 Uhr nichts mehr zu essen, ist schon ein Anfang. Dadurch kommt es nicht nur zu einem Absinken des Zucker- und des Insulinspiegels. Gleichzeitig werden auch vermehrt Wachstumshormone ausgeschüttet (dazu später mehr). Bei kleinen

Kindern sorgen diese Botenstoffe für die Körpergröße, bei Erwachsenen bauen sie Muskulatur auf und Fettgewebe ab. Schon lange bevor es den Begriff „Dinner-Cancelling“ oder 16/8-Fasten (täglich 16 Stunden nichts essen und acht Stunden Zeit für die Nahrungsaufnahme) gab, nutzten Kraftsportler diese Hormonunterstützung, um ihre sportlichen Ziele schneller zu erreichen.

Braunes Fettgewebe – der heilige Gral der Fettverbrennung

Das Fettgewebe spielt bei der Ausbildung von Übergewicht und Cellulite eine wichtige Rolle – im guten wie im schlechten Sinne, denn Fett ist nicht gleich Fett. Wenn wir vom Fettgewebe sprechen, dann meinen wir meistens das weiße, unerwünschte Speicherfett. Es bewahrt Energie als Reserve für schlechte Zeiten auf und legt sich als Röllchen um den Bauch oder sammelt sich als Hüftgold an den Hüften. Leider macht dieses Fett bei uns den größten Anteil aus. Das weiße Fett ist es auch, das sich bei der Cellulite durchs Bindegewebe drückt.

Doch neben diesem „fiesen“ Fett gibt es auch hilfreiches. Dieses unterstützt dich sogar dabei, weiße Fettzellen zu verbrennen. Die Rede ist vom sogenannten braunen Fettgewebe. Von dem hätten wir gerne mehr, denn dieses Fett macht nicht fett, sondern schlank! Und dieses tolle Fett trägt auch dazu bei, dass wir länger und gesünder leben.

Die beiden Fettgewebe unterscheiden sich nämlich nicht nur optisch. Braunes Fett verbrennt Fett beziehungsweise Kalorien und setzt dabei Energie frei. Dadurch sorgt es dafür, dass unser Stoffwechsel in Gang bleibt und sich die Körpertemperatur bei jedem Wetter auf molligen 37 Grad Celsius einpendelt. Je mehr Wärme dieses Fett produziert, desto mehr weißes Fett wird zur Energiegewinnung abgebaut.

Leider wird die Menge dieses tollen Fettes im Laufe des Lebens und abhängig von unserem Lebensstil immer weniger. Die größten braunen Fettpolster finden wir bei Säuglingen. Sie haben noch zu wenige Muskeln, um durch Zittern Wärme zu bilden. Um nicht auszukühlen, nutzt der Babykörper das braune Fett als Heizung. Bei uns Erwachsenen befinden sich nur noch kleine braune Fettdepots vor allem an den Schultern, im Nacken und entlang der Wirbelsäule.

Doch du kannst die braunen Fettzellen aktivieren. Dann helfen sie dir, Gewicht zu verlieren. Kälte ist dafür eine Möglichkeit. Kieler Forscher haben das in einer Versuchsreihe nachweisen können. Gesunde Studienteilnehmer mussten für ein paar Minuten ihre Hand in 19 Grad Celsius kaltes Wasser halten. Bereits dieses leicht kalte Wasser stellt einen Reiz für den Körper dar, mehr Wärme zu produzieren. Und tatsächlich konnten die Wissenschaftler mit einer speziellen Kamera nachweisen, dass das braune Fettgewebe umgehend damit begann, Energie abzugeben. Die Kamerabilder zeigten, dass die entsprechenden Areale an den Schultern und am Oberkörper größer wurden und sich aufheizten – ein Zeichen dafür, dass die Energieverbrennung auf Hochtouren lief. Nahmen die Probanden aber die Hand aus dem kalten Wasser, dann sank augenblicklich auch die Aktivität im Fettgewebe.

Halten sich Versuchspersonen täglich in kühlen Räumen auf, dann gewöhnen sie sich nicht nur an die Temperaturen, sondern deren braunes Fettgewebe verbraucht auch mehr Energie und auch die Insulin- beziehungsweise Blutzuckerspiegel liegen niedriger, wodurch ebenfalls der Fettabbau gefördert wird.

Eine wichtige Erkenntnis aus diesen Versuchen ist, dass wir uns nicht nur in der beheizten Wohnung, im wohltemperierten Büro oder im klimatisierten Fitnessstudio aufhalten sollten. Wenn du dein braunes Fett auf Hochtouren bringen möchtest, dann setze dich öfter der Kälte aus. Wobei es gar nicht „kalt" sein muss, „kühl" reicht schon aus, wie der Versuch zeigte: 19 Grad Celsius ist ja nicht wirklich eiskalt. Bei kühlem Wetter rausgehen, sich ein bisschen abhärten, Kneipp-Anwendungen, Freibadbesuche und die Heizung ein wenig zurückdrehen – all das kann dir helfen, das richtige Fett zu fördern.

Mit Chili und Fischöl dem Fett einheizen

Eine weitere Maßnahme im Rahmen eines thermogenen, also wärmeproduzierenden, Lifestyles ist scharfes Essen. Chili, Ingwer, Pfeffer – alles, was scharf ist, im Hals schön brennt und uns durch eine erhöhte Energieproduktion aufwärmt, ist willkommen. Ein US-amerikanisches Forscherteam aus Wyoming konnte nachweisen, das Chili und Co. sogar in der Lage sind, unerwünschtes weißes Fettgewebe in braunes umzuwandeln und dadurch den Kalorienbedarf nach und nach anzuheben. Auch Kurkuma (Gelbwurz, Hauptbestandteil von Curry) oder Resveratrol, ein Pflanzenstoff, den wir in Rotwein, dunklen Trauben oder Himbeeren finden, beherrschen diesen Verwandlungstrick.

Japanische Wissenschaftler haben kürzlich ein Zwischending zwischen den braunen und den weißen Fettzellen gefunden und es „beiges" Fettgewebe getauft. Es erhöht ebenfalls den Grundumsatz, fördert die Gewichtsreduktion und kann ebenfalls aus den ordinären weißen Zellen neu gebildet werden. Gefördert wird diese günstige Entwicklung durch bestimmte Nahrungsfette, die sogenannten Omega-3-Fettsäuren. Omega-3-Fettsäuren sind im Öl fetter Fische wie Lachs, Makrele, Hering oder Thunfisch enthalten. Auch Pflanzenöle wie Lein-, Raps- oder Walnussöl versorgen uns gut damit.

Mäuse, die Omega-3-Fettsäuren im Futter hatten, blieben in Studien schlanker als die „Omega-3-freien" Artgenossen. Nach vier Monaten hatten die Nager, die diese Fettsäuren erhielten, 25 Prozent weniger Gewicht zugelegt – und das bei sonst gleichem Futter. Und das Ganze lässt sich noch ein bisschen beschleunigen, wenn hin und wieder die Stresshormone Adrenalin und Noradrenalin ausgeschüttet werden, zum Beispiel beim Sport oder wenn wir ein wenig frieren.

Eine gute Portion braunes Fettgewebe, die du gezielt anregst, verbrennt pro Tag 5 bis 10 Prozent mehr Energie. Das macht täglich zwischen 150 bis 200 zusätzliche Kalorien. Wenn du also ganz normal isst, dann macht die zusätzlich verbrauchte Energie Jahr für Jahr eine Differenz von rund acht Kilo aus – gar nicht so schlecht, oder?

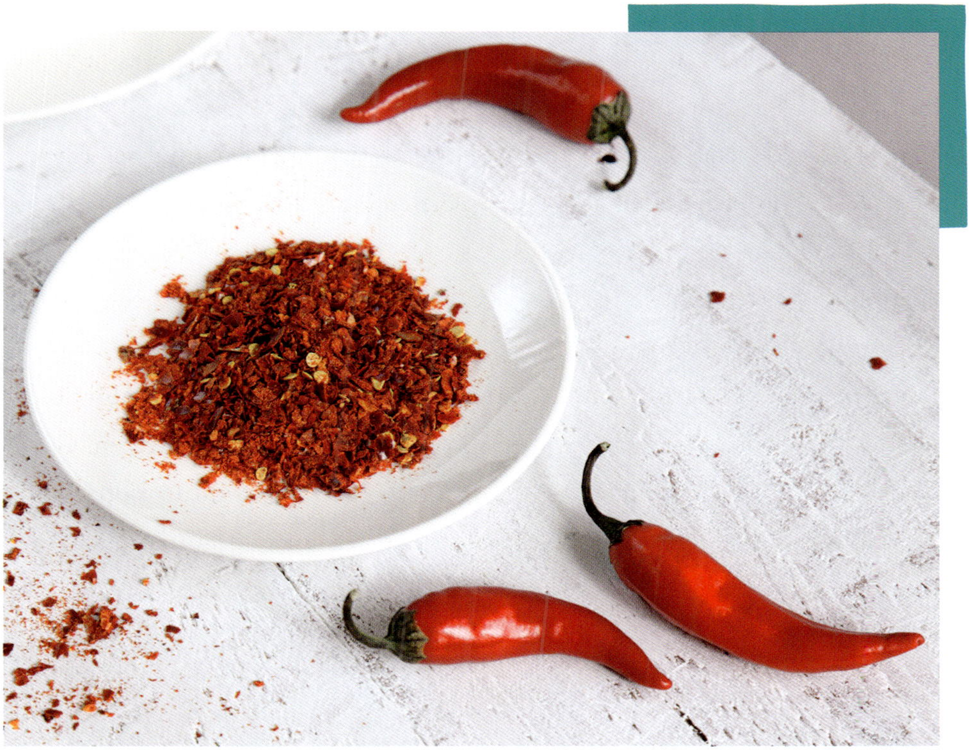

Mit Chili oder Fischöl lässt sich unerwünschtes weißes Fettgewebe in braunes umwandeln.

So kannst du das braune Fettgewebe stimulieren:

- Immer mal wieder scharf essen. Vor allem der Wirkstoff Capsaicin aus Chili kurbelt die Wärmeproduktion und damit deine Fettverbrennung an und verwandelt deine weißen in braune Fettzellen. Du solltest also immer Chiliflocken und scharfe Soßen im Haus haben, um dein Essen damit aufzupeppen. Auch Kurkuma und Ingwer solltest du nicht zu sparsam einsetzen.
- Auf Omega-3-Fettsäuren in fettem Fisch (Lachs, Makrele, Hering, Thunfisch), bestimmten Pflanzenölen (Lein-, Raps- oder Walnussöl) und in Leinsamen, Hanfsaat, Chiasamen und Walnüssen setzen. Diese Fettsäure kann aus „weißem" „braunes" beziehungsweise „beiges" Fettgewebe machen und sie unterdrückt auch den altersbedingten Abbau der guten Fettzellen.
- Ab und zu mal raus aus der Komfortzone und rein in die Kälte: Treib häufiger Sport im Freien – egal bei welchem Wetter –, dusch etwas kühler, dreh die Heizung ein bis zwei Grad runter oder wate hin und wieder durch ein Kneipp-Becken. All das gibt deinen braunen Fettzellen Feuer.
- Sport treiben: Auch Bewegung macht dem braunen Fett Spaß. Außerdem gibt unser Körper beim Sport, wie auch bei Kälte, eine kleine Dosis Stresshormone ab, vor allem Adrenalin und Noradrenalin. Das ist ein weiterer Stimulus für deine braunen Fettzellen, aktiv zu werden. Allerdings ist Stress nur dann ein sinnvoller Impuls, wenn er nur kurz anhält. Dauerstress solltest du auf jeden Fall vermeiden, denn der ist immer kontraproduktiv.
- Resveratrol zählt zu den sogenannten sekundären Pflanzenstoffen, die in dunklen Weintrauben (vor allem in der Schale), Traubensaft, Rotwein, Himbeeren, Maulbeeren, Pflaumen und Erdnüssen vorkommen. Rotwein liefert davon besonders viel. Dennoch solltest du während des „Anti-Cellulite-Programms" Rotwein meiden und lieber auf andere Resveratrollieferanten zurückgreifen. Rotwein liefert mit dem Alkohol nicht nur viele

Kalorien, die direkt in die Fettzellen durchgewunken werden. Selbst kleine Mengen Alkohol verhindern den Abbau von Fettzellen und sind deshalb ein großer Feind jeder Diät. Wenn du der Cellulite den Kampf ansagst, dann verzichte für einige Monate komplett auf Wein, Bier und Cocktails.

Grüner Tee – der Alleskönner

Wenn du dein Abnehmprogramm noch weiter unterstützen möchtest, dann wähle grün – und zwar grünen Tee. Bei kaum einem anderen Nahrungsmittel konnte in den vergangenen Jahren so viele positive Wirkungen nachgewiesen werden. Der Jungbrunnen aus Fernost schützt nachweislich vor zahlreichen Krankheiten und verlängert das Leben. Das geht unter anderem aus einer Studie hervor, an der mehr als 40 000 Japaner im Alter von 40 bis 79 Jahren teilnahmen. Doch grüner Tee hat noch mehr zu bieten. Er unterstützt die Gewichtsreduktion, weil bei regelmäßigem Genuss weniger Zucker und Nahrungsfette aus dem Darm aufgenommen werden.

Experten vermuten, dass vier Tassen Tee (400 Milliliter) täglich den Fettstoffwechsel aktivieren und so beim Abnehmen helfen. Eine israelische Studie konnte nachweisen, dass die Teilnehmer, die zwölf Wochen lang täglich vier Tassen grünen Tee konsumiert hatten, tatsächlich Gewicht verloren. Der Unterschied zu den Probanden aus der Placebogruppe, die in der gleichen Zeit ein Heißgetränk ohne Grüntee-Wirkstoffe getrunken hatten, war deutlich. Grüntee-Inhaltsstoffe, vor allem das schwer auszusprechende Epigallocatechingallat (EGCG), regen zusammen mit dem im Tee enthaltenen Koffein den Fettabbau an, unterdrücken in gewissem Ausmaß die Neubildung von Fettgewebe und erhöhen die Energieverbrennung durch Wärmebildung – vergleichbar mit dem braunen Fett. Die Effekte auf den Stoffwechsel sind interessanterweise sogar ähnlich wie jene, die durch Bewegung im Körper ausgelöst werden. Die

Autoren der Studie nennen Grüntee-Extrakte deshalb auch ein „Sport-Mimetikum“. Als ein „Mimetikum“ bezeichnet man in der Medizin oder Biologie einen Wirkstoff, der die Wirkung einer anderen Substanz in der Zelle nachahmt, im Prinzip also die Effekte einer Sporteinheit imitiert.

So setzt du grünen Tee für deine Figur ein:

- Grüner Tee ist kalorienfrei und senkt gleichzeitig deine Kalorienaufnahme. Täglich solltest du 300 bis 500 Milliliter davon trinken.
- Trink am besten eine große Tasse nach jeder Mahlzeit, weil dadurch weniger Zucker und Fett in den Körper aufgenommen wird.
- Lass den Tee lange genug ziehen – dadurch steigt der Gehalt an wertvollen Inhaltsstoffen.

Schlanker durch Darmbakterien?

Seit einigen Jahren ist die Darmflora vom Kellerkind zum Superstar aufgestiegen. Eine gesunde Darmflora ist die Grundlage unserer Gesundheit und spricht auch bei der Gewichtsreduktion ein Wörtchen mit. Wer abnehmen möchte, sollte sich gut um die 100 Billionen Bakterien im Darm kümmern. Denn … ja, es gibt sie wirklich: die Mitmenschen, die ein Stück Torte nur anschauen müssen, und schon landet es auf der Hüfte, und die, denen es schwerfällt, ihr Gewicht zu halten, obwohl sie immer wieder behaupten, sie würden doch gar nicht mehr essen als andere. Bisher wurden sie belächelt. Doch nun bekommen sie Rückendeckung aus der Mikrobiomforschung: Tatsächlich ist die Darmflora von guten und schlechten „Futterverwertern“ deutlich unterschiedlich zusammengesetzt.

Darauf stieß ein Forscherteam um den Biologen Jeffrey Gordon in den Laboren der Washington University in St. Louis. Vergleiche der Darmflora von fettleibigen Mäusen und ihren mageren Geschwistern sowie von adipösen und schlanken menschlichen Probanden belegen, dass bei Adipositas das Verhältnis der beiden dominierenden Bakterienstämme Bacteroidetes und Firmicutes in Schieflage gerät. Dieser Mikrobenmix ist dafür verantwortlich, wie gut oder schlecht wir unser Essen ausnutzen und wie viele Kalorien aus der Nahrung gezogen werden. Nimmt die Zahl der Firmicutes nur um 20 Prozent zu, dann werden Tag für Tag 10 Prozent mehr Kalorien in den Körper geschleust. Das hört sich zunächst nicht viel an, summiert sich aber im Laufe eines Jahres auf rund acht zusätzliche Kilos. Gleichzeitig geht mit steigenden Pfunden die bakterielle Vielfalt im Verdauungstrakt verloren.

Nun stellt sich die Frage nach der Henne und dem Ei. Haben Übergewichtige eine andere Darmflora, weil sie sich anders ernähren und häufiger zu Fast Food oder Süßigkeiten greifen? Oder tragen die Mikroorganismen im Darm tatsächlich die Schuld, wenn man die Pfunde nicht mehr loswird? Antworten darauf gab die Übertragung von Kotpellets übergewichtiger Mäuse auf ihre schlanken Artgenossen. Innerhalb kürzester Zeit legten diese – bei gleichem Futter – deutlich an Gewicht zu. Um genetische Faktoren auszuschließen, suchte man nun menschliche Zwillingspaare, von denen einer schlank war und der andere zu Übergewicht neigte, und transferierte deren Darmkeime auf zwei Gruppen schlanker Mäuse. Wie erwartet wurden die Tiere mit dem „dicken" Mikrobiom rasch adipös, die anderen futterten die gleiche Menge Körner und blieben dennoch rank und schlank.

Doch was stört die natürliche Balance im Darm? Der Verdacht fällt schnell auf unseren modernen westlichen Lebensstil mit einer ballaststoffarmen und fettreichen Ernährung. Denn die schlank machenden Keime im Darm benötigen spezielle Pflanzenfasern, sogenannte Präbiotika, um zu wachsen und zu gedeihen. Enthalten sind diese unter anderem in Hülsenfrüchten, Pastinaken, Schwarzwurzeln, Endiviensalat und Lauchgemüse, in Nahrungsmitteln also, die man in der modernen Fast-Food-Küche meist vergeblich sucht.

Antibiotika, die „Darmkiller"

Aber auch Antibiotika haben die Mikrobiomforscher ins Visier genommen, denn nichts stört den Darmfrieden so nachhaltig wie die Keimkiller. Aus der Viehzucht weiß man seit den 1940er-Jahren, dass niedrig dosierte Antibiotika zu schnelleren Masterfolgen führen. Auch beim Menschen lassen sich die Folgen an der Waage ablesen: Babys, die in den ersten sechs Lebensmonaten Antibiotika erhielten, waren im Alter von drei Jahren sowie zur Einschulung häufiger übergewichtig. Erwachsenen geht es ähnlich – trotz ihrer deutlich stabileren Darmflora. Von 48 Männern, die sich nach einer Operation einer sechswöchigen Antibiotikabehandlung unterziehen mussten, hatten ein Jahr später 17 einen um mehr als 10 Prozent höheren BMI (Body-Mass-Index) als vorher, fünf waren sogar adipös geworden. Bei den 48 Männern der Vergleichsgruppe, die keine Medikamente erhielten, nahm nur einer an Gewicht zu.

Kümmerst du dich nach einer Antibiotikabehandlung nicht um die Regeneration der Darmflora, dauert es rund sechs Monate (je nach verwendetem Antibiotikum), bis der ursprüngliche Zustand weitgehend wiederhergestellt ist. Bei zwei oder mehr Therapien innerhalb eines Jahres weist die Reihe der Mikroorganismen auch zwei Jahre später noch deutliche Lücken auf, die dann nicht selten von Stämmen besetzt werden, die Entzündungen und Stoffwechselstörungen fördern und auch für Fettpölsterchen verantwortlich sein können.

Was liegt also näher, als Ordnung in den Darm zu bringen, wenn man abnehmen möchte? Wird die Ernährung umgestellt, lassen sich bereits nach wenigen

Tagen messbare Veränderungen feststellen. Die Vielfalt der Darmbakterien nimmt zu, das Verhältnis zwischen den „Schlankkeimen“ (Bacteroidetes) und den „Moppelbakterien“ (Firmicutes) entwickelt sich günstig und Entzündungen gehen zurück, sobald mehr Ballaststoffe und weniger Fett, Süßstoffe und Emulgatoren auf den Teller kommen.

Zusatzstoffe in Lebensmitteln? Besser nicht

Noch ein paar Worte zu den Lebensmittelzusatzstoffen: Fertiggerichte, Fast Food oder der schnelle Snack aus der Hand enthalten zahlreiche Substanzen, die unseren Darmbakterien gar nicht schmecken, ihnen im schlimmsten Fall sogar den Garaus machen. Inzwischen ist recht gut belegt, dass Konservierungsstoffe, Emulgatoren und Süßstoffe den Darm durcheinanderbringen und die Zusammensetzung der Bakterien verändern.

Konservierungsstoffe hemmen das Wachstum von Bakterien in Lebensmitteln und Kosmetika – aber auch in unserem Darm.

Emulgatoren sind aus der modernen Fertiggerichte-Küche nicht mehr wegzudenken. Ihr Job ist es, eine Verbindung zwischen fetthaltigen und wässrigen Nahrungsbestandteilen herzustellen. Gelangen Emulgatoren jedoch in hoher Konzentration in den Darm, machen sie Fette wasserlöslich. Allerdings ist die gesamte Darmschleimhaut von einer fetthaltigen Schutzschicht überzogen. Erhielten Mäuse in ihrem Futter Emulgatoren in einer Dosis, die man mit Fertiggerichten aufnimmt, dann traten deutlich häufiger Darmentzündungen auf. Die Mäuse wurden gleichzeitig auch dicker und die Blutzuckerwerte stiegen an.

Süßstoffe werden nicht im Darm resorbiert – deshalb tragen sie auch nicht zur Kalorienbilanz bei. Dennoch machen sie dick und lassen den Blutzucker ansteigen. Das ließ sich sowohl im Tierversuch als auch in Untersuchungen mit Menschen nachweisen. Offensichtlich verändern Süßstoffe die Zusammensetzung der Darmflora so, dass mehr Kalorien und mehr Kohlenhydrate aus der Nahrung gezogen werden und dadurch das Risiko für Übergewicht und Zuckerkrankheit steigt.

Nicht immer erkennt man auf den ersten Blick, welche Zusatzstoffe in einem Lebensmittel enthalten sind, denn die E-Nummern sind nur selten direkt verständlich.

- **Emulgatoren** verstecken sich hinter den E-Nummern E 430 bis E 499.
- **Konservierungsstoffe** sind unter den E-Nummern E 200 bis E 299 gelistet.
- **Süßstoffe** verbergen sich in der Zutatenliste unter den Ziffern E 950 bis E 962. Süße Alternativen zu Süßstoffen, die der Darmflora guttun, sind Agavendicksaft oder Honig.

Weniger Hygiene ist mehr

Wir Menschen haben uns im Laufe unserer Entwicklung mit Bakterien und anderen Mikroorganismen gut arrangiert und benötigen diese in einer Vielzahl auf unserer Haut und den Schleimhäuten, um gesund und fit zu bleiben. Deshalb sollte alles vermieden werden, was die nützlichen und harmlosen Keime abtötet. Desinfizierende Reinigungsmittel und bakterientötende Handseifen sind in Kliniken lebensnotwendig. Sie haben aber im privaten Haushalt nichts zu suchen, denn der tägliche Kontakt mit Mikroorganismen trainiert unser Immunsystem, schützt vor Allergien und fügt auch unserer Darmflora den einen oder anderen nützlichen Keim hinzu.

Unterstützen kannst du eine günstige Entwicklung der Darmflora auch durch Synbiotika, also Nahrungsergänzungspräparate, die sowohl darmfreundliche Keime als auch Präbiotika als „Bakterienfutter“ enthalten. In einer eigenen Studie konnten wir nachweisen, dass sich das Verhältnis der „guten“ Bacteroidetes zu den Firmicutes durch die Einnahme eines solchen Präparats günstig beeinflussen lässt. Nach zwei Monaten hatten die Teilnehmer, die die Nahrungsergänzung nahmen, deutlich mehr Gewicht verloren als die aus der Placebogruppe.

Wenn du etliche Mal Antibiotika genommen hast (auch vor einigen Jahren), Tabletten gegen zu viel Magensäure oder Abführmittel nimmst und häufig desinfizierende Putz- und Spülmittel verwendest, ist das Risiko erhöht, dass bei dir eine Störung der Darmflora vorliegt. Etwas weniger Hygiene, etwas mehr Schmutz, etwas weniger Stress, etwas mehr Bewegung und immer mal wieder selber kochen – das alles kann dazu beitragen, aus einer öden Darmflora wieder eine blühende Bakterienlandschaft zu machen. Etwas Durchhaltevermögen ist aber notwendig, denn bis sich das Mikrobiom stabilisiert hat, kann es Monate dauern.

So programmierst du deine Darmflora auf „schlank“ um:

- Deine Darmbakterien benötigen täglich sogenannte präbiotische Ballaststoffe. Diese werden von den Verdauungsenzymen nicht abgebaut und gelangen weitgehend unverändert in den Dickdarm, wo deine Keime leben. Besonders reichlich sind Präbiotika enthalten in Topinambur, Porree, Zwiebeln, Knoblauch, Pastinaken, Spargel, Haferflocken, Leinsamen und anderen pflanzlichen Nahrungsmitteln. Verzehr diese täglich, um deine Darmflora zu unterstützen (mehr dazu auch in den Büchern der *Schlank mit Darm*-Reihe sowie unter www.schlank-mit-darm.de).

- Iss oft Lebensmittel mit lebenden, gesunden Bakterien: Kefir, Joghurt, Buttermilch, Sauerkraut und Käse liefern darmfreundliche Milchsäurebakterien und Bifidokeime. Wer sich vegan ernährt, kann auf fermentierte nicht milchhaltige Produkte wie Joghurt aus Kokos-, Soja- oder Mandelmilch zurückgreifen. Wichtig: Die Produkte sollten nicht wärmebehandelt sein.
- Wenn du den Eindruck hast, dass deine Darmflora gestört ist, und du dich als „guten Futterverwerter" bezeichnen würdest, dann lass vielleicht deine Darmflora überprüfen, vor allem das Verhältnis zwischen Bacteroidetes und Firmicutes. Eine Untersuchung der Darmflora kann jeder Arzt veranlassen. Die Stuhlprobe wird zu Hause entnommen und dann in ein mikrobiologisches Labor geschickt. Die gesetzlichen Krankenkassen zahlen diese Untersuchung leider nicht. Es gibt aber inzwischen sehr gute Darmtests zum Selbsteinschicken, die du im Internet bestellen kannst.
- Nimm zum Aufbau deiner Darmflora ein Nahrungsergänzungsmittel mit präbiotischen Ballaststoffen und probiotischen Bakterien ein. Achtung: Wenn du Gewicht verlieren möchtest, sollten die beiden Stämme Lactobacillus acidophilus und Lactobacillus reuteri nicht in dem Präparat enthalten sein. Von diesen beiden Keimstämmen ist bekannt, dass sie sowohl bei Tieren als auch bei Menschen das Gewicht nach oben treiben. Das liegt wahrscheinlich daran, dass sie – ähnlich wie die Firmicutes-Bakterien – mehr Kalorien in den Körper schleusen.

Hormone in Balance bringen

Hormone sind wichtige Botenstoffe, ohne die in unserem Körper gar nichts geht. Abends gut einschlafen, sich fortpflanzen, gut gelaunt ins Büro gehen oder einen 10-Kilometer-Lauf absolvieren – ohne Hormone wäre das alles

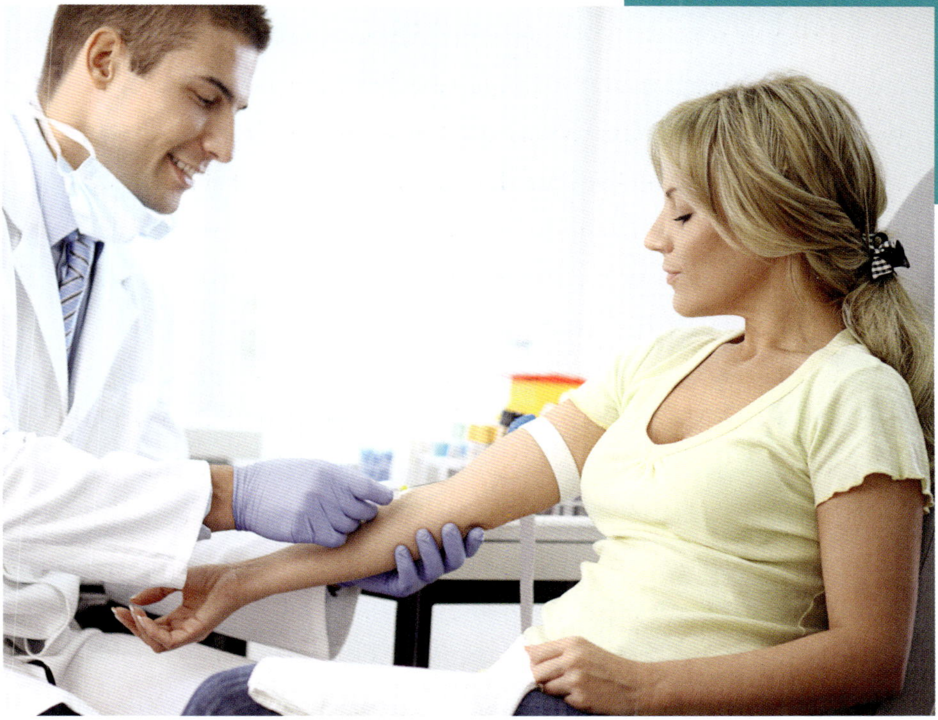

Eine Blutprobe für einen Hormontest

nicht möglich. Jeder Botenstoff erledigt einen anderen Job und kann nicht durch andere ersetzt werden. Der Begriff „Hormon“ stammt aus dem Griechischen und bedeutet so viel wie „Antreiber“. Die Bezeichnung ist gar nicht so falsch, denn fehlen Hormone, dann fehlt uns oft auch der Antrieb, unsere Arbeit zu erledigen, die Freizeit zu gestalten oder einfach morgens aufzustehen. Doch Hormone versorgen uns nicht nur mit Energie. Sie regulieren auch den Auf- und Abbau von Geweben. Ob wir schon mit wenig Training muskulös und drahtig aussehen oder sich unser Waschbärbauch trotz intensiven Trainings nicht in einen Waschbrettbauch verwandelt, ist zu einem großen Teil eine Frage der Hormonbalance.

Wenn es darum geht, die Orangenhaut loszuwerden, sind vor allem die Botenstoffe wichtig, die uns helfen, Fettgewebe abzubauen, Fettzellen zu schrumpfen, das Gewebe zu straffen und Muskulatur aufzubauen. Direkt oder indirekt günstig auf die Rückbildung der Cellulite wirken sich männliche Hormone (Testosteron) und das Wachstumshormon Somatotropin (= HGH) aus. Das Stresshormon Adrenalin fördert den Abbau von Fettgewebe und unterstützt die Arbeit von Testosteron. Eine gesunde Schilddrüsenfunktion regt unseren Stoffwechsel an und sorgt für einen guten Kalorienverbrauch.

Begünstigend auf die Orangenhaut wirken sich hingegen weibliche Hormone (Östrogene), das blutzuckersenkende Insulin sowie das Stresshormon Cortisol aus. Da Hormone Hand in Hand arbeiten, ist es wichtig, sie gemeinsam zu betrachten.

Weibliche Hormone füttern die Orangenhaut

Östrogene sind etwas ganz Tolles: Sie machen Frauen zu Frauen, sorgen für glänzendes Haar und weibliche Rundungen und beeinflussen die Psyche. Daneben programmieren sie aber auch Po und Oberschenkel in Richtung „Kraterlandschaft“. Östrogene bestimmen bei Frauen, wie sich das kollagene Bindegewebe in der Fettschicht ausrichtet, wie groß die Fettzellen werden und wie viel Flüssigkeit im Gewebe gespeichert wird.

Unter dem Einfluss weiblicher Hormone legt der Körper Energiereserven an Hüften, Po und Oberschenkeln an, also an den für Frauen so typischen Stellen – und genau dort, wo auch die Cellulite ihr „Headquarter“ hat. Dieses Fettgewebe steht unter Hormonkontrolle, denn Östrogene schließen es wie etwas Wertvolles in einen Tresor und geben es nicht so leicht wieder frei. Für Frauen ist es in schlechten Zeiten tatsächlich auch Gold wert: Nur ausreichend

Energienachschub sorgt für Fruchtbarkeit und sichert – auch heute noch – bei Hungersnöten das Überleben von Mutter und Kind. Wenn du streng Diät hältst, gleichzeitig aber dein Östrogenspiegel hoch ist, dann verlierst du überall am Körper an Zentimetern, nur das Fettdepot um die Körpermitte widersteht deinen Bemühungen hartnäckig.

Nicht immer sind zu viele körpereigene Östrogene schuld an den Hüftdepots. Auch Östrogene, die von außen mit der Pille oder mit Hormonen gegen Wechseljahresbeschwerden zugeführt werden, haben den gleichen Effekt. Bevor man sich deshalb lange (und meistens erfolglos) kasteit, ist es oft wirkungsvoller, die Hormondosis zu reduzieren. Wenn du Hormonpräparate einnimmst, solltest du – nach Rücksprache mit dem Arzt – vielleicht auf ein niedriger dosiertes Hormonpräparat umsteigen.

Testosteron – ein starker Partner gegen Cellulite

Testosteron ist ein wichtiger Vertreter der Androgene, der sogenannten männlichen Hormone, und hat ebenfalls Einfluss auf die körperliche Entwicklung und die psychische Verfassung. In Bezug auf Cellulite ist vor allem wichtig, dass Testosteron ein Fettschmelzer und Muskelaufbauer ist. Studien haben gezeigt, dass Männer weniger Fettgewebe als Frauen haben, weil ihre Hormone Fettzellen daran hindern können, Fette zu speichern. Daneben können Androgene die Muskelzellen vergrößern. Aufgrund ihres höheren Testosteronspiegels bauen Männer deshalb bei gleichem Training ungleich schneller Muskeln auf als Frauen.

Doch Testosteron ist kein rein männliches Privileg. Auch Frauen produzieren es in kleinen Dosen in den Eierstöcken und Nebennieren. Die Höhe der Hormonspiegel hängt nicht nur von den Genen und dem Alter ab. Über unseren

Lebensstil können wir die Produktion selber ein bisschen steuern und für unser Wohlbefinden und eine straffe Silhouette nutzen. Die größten Feinde eines ausgeglichenen Testosteronspiegels heißen Bewegungsmangel und Fettgewebe. Studien zeigen, dass Krafttraining auch bei Frauen zu einer vermehrten Testosteronausschüttung führt, bei Couch-Potatos hingegen der Hormonlevel deutlich niedriger liegt. Betrachtet man nur die Spiegel männlicher Hormone, dann ist das Muskeltraining mit Gewichten einem Langstreckenlauf oder Radmarathon überlegen. Für Frauen hat eine intensive sportliche Aktivität – egal ob Kraft- oder Ausdauertraining – hingegen sogar den Vorteil, dass dadurch der Östrogenspiegel sinkt, Kalorien verbrannt und Fettgewebe abgebaut werden kann. Da aber der Einfluss auf die Hormonspiegel nur vorübergehend ist, solltest du dir eine gewisse Sportroutine zulegen, um dauerhaft von den günstigeren Hormonspiegeln zu profitieren.

Fettgewebe „frisst" Testosteron

Daneben entscheidet auch die Menge an weißem Fettgewebe darüber, was mit dem Testosteron in unserem Körper geschieht. Fettgewebe ist nämlich ein eigenes hormonbildendes Organ, das unsere Hormonspiegel messbar beeinflusst. Die Botenstoffe aus dem Fett regulieren unseren Appetit, den Blutzuckerspiegel und können Entzündungen fördern. Doch die Röllchen am Bauch und der Speck an der Hüfte beeinflussen auch den Testosteronspiegel.

Bereits vor mehr als 80 Jahren stellte man zunächst in Tierexperimenten, später auch beim Menschen fest, dass mehr Östrogene im Urin ausgeschieden werden, wenn man Testosteron spritzt. Die Enzyme, die aus Testosteron Östrogen machen, entdeckte man dann 40 Jahre später. Sie heißen Aromatasen, werden vor allem im Fettgewebe, aber auch in den Eierstöcken und in der Leber gebildet und treiben die Hormonumwandlung voran.

Aus der Verteilung des Fettgewebes lassen sich bei Frauen gewisse Rückschlüsse auf deren Hormonstatus ziehen:

- Hohe Östrogenspiegel: Fettzellen wachsen vor allem an den Oberschenkeln und am Po.
- Mangel an Testosteron: Pölsterchen legen sich in Form von „Schwimmreifen" um die Taille.
- Zu aktive Aromatasen: Zu aktive Aromatasen bewirken im Prinzip eine Kombination aus den beiden vorigen Punkten, nämlich einen zu niedrigen Spiegel männlicher Hormone und zu viele weibliche Botenstoffe. Dann findet man oft Pölsterchen an Hüften und Oberschenken und auch Speckröllchen um die Taille.

Mit dem zunehmenden Alter und mit steigendem Körperfettanteil werden die Aromatasen aktiver und die Gefahr einer Störung der Hormonbalance nimmt zu. Die Folge: Der sowieso schon niedrige Testosteronspiegel sinkt weiter, der Östrogenspiegel steigt an. Das gilt für Männer und für Frauen. Und je größer die Hormonfabrik des Fettgewebes wird, desto schneller läuft die Umwandlung von männlichen in weibliche Hormone. Wenn es um Gewichtsprobleme und Orangenhaut geht, ist das doppelt ärgerlich: Je dicker der Bauch, desto weniger Testosteron steht zur Verfügung. Die Folge: Der Bauch wächst noch weiter. Gleichzeitig steigt der Östrogenspiegel weiter an: Reithosenspeck droht. Bei einem niedrigen Testosteronspiegel und gleichzeitig zu vielen Pfunden schlittern wir in einen Teufelskreis.

Um die männlichen Hormone auf einem guten Level zu halten, kannst du entweder die Testosteronproduktion über den Lebensstil anregen oder die Aromatasen hemmen. Die Maßnahmen sorgen für eine gesunde Hormonbalance, nicht für einen Überschuss männlicher Botenstoffe. Also keine Angst, dir wächst auch als Frau kein Bart, wenn du deinen Testosteronspiegel mithilfe deines Lebensstils leicht erhöhst. Da Männer sehr viel mehr dieser Androgene produzieren, lassen sich bei ihnen mithilfe der genannten Empfehlungen deutlichere Veränderungen der Hormonspiegel feststellen. Bei Frauen ist nur ein moderater, aber im Kampf gegen die Cellulite sehr hilfreicher Anstieg zu erzielen.

Wachstumshormon Somatotropin – der Straffer

Ein weiteres tolles Hormon für feste Muskeln und straffe Haut ist das Wachstumshormon Somatotropin. Es ist dafür verantwortlich, dass aus 50 Zentimeter kleinen Babys 175 Zentimeter große Frauen werden. Mit den Jahren sinken die Spiegel, denn am Ende der Pubertät sind wir schließlich ausgewachsen. Dennoch produzieren wir auch als Erwachsene noch gewisse Mengen an Wachstumshormonen. Diese schenken uns zwar keine zusätzlichen Zentimeter mehr, aber sorgen – ähnlich wie Testosteron – für gut entwickelte Muskeln, ein straffes Bindegewebe und eine dünnere Fettschicht. Die Wachstumshormonausschüttung findet vor allem nachts statt und ist dann besonders hoch, wenn möglichst wenig Zucker im Blut ist.

Wenn du deinen Wachstumshormonspiegel steigern möchtest, dann sollte nachts dein Blutzuckerspiegel so niedrig wie möglich sein. Am besten funktioniert das mit dem bereits erwähnten Dinner-Cancelling, also dem Streichen des Abendessens. Wenn es dir schwerfällt, abends nichts zu essen, dann kannst du abends auch eine kleine, eiweißreiche Mahlzeit mit sehr wenigen Kohlenhydraten zu dir nehmen. Entsprechende Vorschläge findest du im Rezeptteil. Iss dann aber so früh wie möglich und verzichte darauf, später noch zu naschen, Säfte oder Alkohol zu trinken. Besonders wirkungsvoll kann die Aminosäure Arginin den Wachstumshormonen Beine machen. Besonders viel Arginin enthalten Kürbiskerne, Erdnüsse, Mandeln, Linsen und Fisch. Alternativ kannst du die Aminosäure auch als Nahrungsergänzungsmittel zu dir nehmen.

Eine weitere gute Möglichkeit, die Ausschüttung von Wachstumshormonen auf Trab zu bringen, ist Sport. Auch hier scheint Muskelaufbautraining besonders effektiv zu sein. In einer Studie ließ sich durch ein gezieltes Krafttraining mit nur kurzen Pausen zwischen den einzelnen Sätzen die höchste Wachstumshormonausschüttung erzielen.

Stresshormon Cortisol sorgt für Pölsterchen

Stress kann ganz unterschiedliche Ursachen haben: Familiäre Probleme, Krankheiten oder ein drohender Verlust des Arbeitsplatzes stellen häufig große Belastungen dar. Oft sind es aber die kleinen, lästigen Ärgernisse des Alltags, die unseren Körper dauerhaft in Alarmbereitschaft versetzen: der morgendliche Stau an der Ampel, der schlecht gelaunte Teenager oder der Chef, der stets kurz vor Feierabend noch etwas benötigt. Obwohl bei der Arbeit oder im Berufsverkehr in der Regel keine akute Gefahr für Leib und Leben besteht, spult unser Körper in solchen Situationen das gleiche Programm ab, das schon zu Urzeiten funktioniert hat, wenn die Steinzeitmenschen feindlichen Stämmen gegenüberstanden oder ein Bär in die Höhle schaute: Die Nebennieren schütten blitzschnell Stresshormone aus, die unser Herz schneller schlagen lassen und die Atemfrequenz erhöhen. Wir sind bereit für Kampf oder Flucht. Das wichtigste Ziel unseres Organismus heißt „überleben“.

Eines dieser Stresshormone ist Cortisol. Stehen nicht genug andere Reserven zur Verfügung, baut Cortisol auch Bindegewebe und Muskeln ab. Wenn es ums Überleben geht, dann ist zunächst mal jedes Mittel recht. Stress war früher eher eine zeitlich begrenzte Angelegenheit und kam nicht so häufig vor.

Deshalb richtete Cortisol meist auch keinen großen Schaden an. Hatte man den Angriff überlebt, dann sanken die Spiegel schnell wieder ab und der Organismus begann mit dem Regenerationsprogramm.

Doch das Problem unserer heutigen Zeit ist Dauerstress. Er begünstigt Herzinfarkte, Arterienverkalkung und schwächt das Immunsystem. Das ist aber nicht das Thema des Buches. Für uns ist brisant, dass Cortisol auch den Testosteronspiegel senkt, Muskeln abbaut, den Blutzuckerspiegel erhöht, mehr Fett speichert, als uns lieb ist, und das Bindegewebe schwächt. Somit leistet Cortisol der Cellulite gleich mehrfach Vorschub. Neben Dauerstress führt auch ein zu niedriger Vitamin-D-Spiegel oder ein Mangel an anderen Nährstoffen wie Magnesium, Vitamin C und Eiweiß zu einem erhöhten Cortisolspiegel.

So bringst du deine Hormone in Balance

Über deinen Lebensstil kannst du deine Hormone günstig beeinflussen:

- Beweg dich. Sowohl Kraft- als auch Ausdauertraining beeinflussen den Hormonspiegel günstig. Wenn es um die Ausschüttung männlicher Hormone und von Somatotropin geht, dann sind Krafttraining und Muskelaufbau top. Ausdauersport führt bei Frauen zu einem ebenfalls oft erwünschten leichten Absinken des Östrogenspiegels.
- Hab ein Auge auf deine Ernährung. Dein Essen enthält – wenn es denn ausgewogen ist – fast alles, was dein Organismus benötigt, um gesund zu bleiben und für eine gute Hormonproduktion zu sorgen. Achte auf eine gute Versorgung mit Eiweiß und Omega-3-Fettsäuren.
- Streich ab und an das Abendessen: Mit Dinner-Cancelling regst du die nächtliche Produktion von Wachstumshormonen an, um diesen Botenstoff zum Fettabbau und Muskelaufbau zu nutzen. Alternativ kannst du auch abends auf Kohlenhydrate verzichten und eher eiweißreich essen.

- Nimm ein paar Pfund ab: Weniger Fett, weniger Aromatase – diese Rechnung geht auf. Studien zeigen, dass bereits ein mäßiger Gewichtsverlust von 5 bis 15 Prozent einen deutlichen Anstieg des Anti-Cellulite-Hormons Testosteron bewirkt. Wenn du dich nicht nur mit Cellulite, sondern auch mit überflüssigen Pfunden herumschlägst, dann ist es besonders wichtig, ein bisschen leichter zu werden. Dadurch bremst du die Aromatase und schonst deine Testosteronreserven. Allein diese Maßnahme bringt deine Botenstoffe schon in eine bessere Balance.
- Trink grünen Tee: Grüner Tee bietet eine fast unüberschaubare Vielfalt an gesundheitsförderlichen Effekten. In Bezug auf Cellulite reguliert grüner Tee Hormone und Aromatasen, senkt den Insulin- und den Blutzuckerspiegel, fördert die Gewichtsabnahme und schützt die kollagenen Fasern vor der Beschädigung durch freie Radikale. Zahlreiche Studien konnten zeigen, dass sich durch regelmäßigen Grüntee-Genuss der Östrogenspiegel auf ein normales Level und die Hormone in eine gesunde Balance bringen lassen. Vier Tassen täglich bringen da schon eine ganze Menge.
- Sorg für ausreichend Vitamin D. Vitamin D ist notwendig, um zum Beispiel Stresshormone zu senken und ausreichend Geschlechtshormone zu bilden. Das Sonnenhormon Vitamin D beeinflusst den Testosteronspiegel. Zumindest bei sehr niedrigen Werten konnte in Studien nach zusätzlicher Vitamin-D-Einnahme ein Anstieg der männlichen Hormone erreicht werden. In den Wintermonaten und bei einem zu niedrigen Wert auch im Sommer ist es sinnvoll, Vitamin D einzunehmen. Die Empfehlungen liegen – je nach individuellem Wert – bei 1000 bis 2000 Einheiten pro Tag. Im Sommer lässt sich der Vitamin-D-Spiegel durch kurze Sonnenbäder erhöhen. (Achtung: Das Solarium enthält vor allem UVA-Strahlen, die den Vitamin-D-Spiegel nicht beeinflussen können.) Du kannst deinen Vitamin-D-Spiegel durch eine Blutuntersuchung beim Arzt überprüfen lassen.

- Lass deinen Zinkspiegel kontrollieren: Für eine gesunde Hormonbalance und ausreichend Testosteron ist Zink unerlässlich, denn es senkt nicht nur die Aromatase, sondern reduziert auch deinen Stresshormonspiegel (Cortisol). Das Spurenelement kommt vor allem in tierischen Nahrungsmitteln in nennenswerten Konzentrationen vor. Besonders gute Zinklieferanten sind Austern, aber – Hand aufs Herz – wer isst die schon gerne jeden Tag? Gute Alternativen sind Rindfleisch, Leber (auch nicht jedermanns Sache) und Schweinefleisch. Wer Fleisch und Meeresfrüchte mag, sollte mit dem Spurenelement prinzipiell gut versorgt sein. Vegetarier oder Veganer können jedoch sehr leicht in eine Unterversorgung rutschen, wenn sie sich nicht sehr bewusst ernähren oder Nahrungsergänzungsmittel nehmen. Die „Top Five“ für die Zinkversorgung von Veganern sind Haferflocken, Kürbiskerne, Nüsse, Sesam, Dinkelvollkornmehl und Hülsenfrüchte, vor allem Sojaprodukte. Allerdings kann Zink aus tierischen Nahrungsmitteln leichter vom Körper aufgenommen werden als aus Pflanzenkost. Wenn deine Zinkspiegel zu niedrig sind, solltest du auf eine zinkreiche Ernährung achten oder täglich 10 bis 20 Milligramm Zink als Nahrungsergänzungsmittel einnehmen.

Flüssigkeit im Gewebe mobilisieren

Spätestens wenn die Bikinisaison vor der Tür steht, vermiest der Cellulite-Albtraum manchen Frauen jegliche Vorfreude auf die warme Jahreszeit. Dann ist Hochsaison für Öle, Gels, Cremes und Massagegeräte, die versprechen, innerhalb kürzester Zeit Orangenhaut in Pfirsichhaut zu verwandeln. Sei unbedingt skeptisch, wenn schnelle Erfolge und deutliche Verbesserungen versprochen werden! In den seltensten Fällen lohnt es sich, viel Geld in diese Produkte zu investieren – von ein paar Ausnahmen abgesehen.

Bei Cellulite sammelt sich auch viel Flüssigkeit im Gewebe an. Dabei haben wieder die weiblichen Hormone ihre Finger im Spiel: Östrogene machen nicht nur das Bindegewebe elastisch und horten Fettzellen um die Körpermitte, sie lassen unser Gewebe auch durch Wassereinlagerungen „aufquellen". Das hat Vor- und Nachteile. Mehr Feuchtigkeit bedeutet auf der einen Seite eine pralle Haut mit wenigen Falten. Auf der anderen Seite erhöht sich dadurch auch der Druck in der Fettschicht, was die optische Situation nicht unbedingt verbessert. Der höhere Druck im Gewebe lässt mehr Fettzellen an die Oberfläche kommen. Außerdem werden kleine Gefäße zusammengepresst und Flüssigkeit tritt aus diesen Kapillaren ins Fettgewebe aus. Das reduziert die Durchblutung und damit auch die Sauerstoffversorgung und verschlechtert die Stabilität des Bindegewebes. Zudem werden in der gestauten Fettschicht freie Radikale gebildet. Das sind aggressive Abfallprodukte des Zellstoffwechsels, die zu Entzündungen, zur Verhärtung des Gewebes und zum weiteren Abbau der Bindegewebssepten führen können.

Massagen – kein fauler Zauber

Massagen sind tatsächlich in der Lage, gestaute Flüssigkeit zu mobilisieren. Um das Bindegewebe nicht zu schädigen, sollte aber nicht zu stark geknetet, sondern besser sanft massiert werden. Wichtig ist, dass diese Massagen regelmäßig und ausreichend lang durchgeführt werden. In einer türkischen Studie teilte man 60 Frauen mit Cellulite in drei Gruppen ein. Die eine erhielt mehrere Wochen eine klassische Massage, die zweite wurde mit Lymphdrainagen behandelt und bei der dritten wurde eine spezielle Bindegewebsmassage durchgeführt. Alle drei Methoden waren in der Lage, die Dellen (etwas) zu reduzieren und den Oberschenkel- und Poumfang zu verringern. Auch die Dicke des Fettgewebes ging messbar zurück, allerdings lagen die Unterschiede eher im Millimeter- als im Zentimeterbereich.

Das zeigt, dass du zum einen Geduld brauchst, wenn du Massagen im Kampf gegen Cellulite einsetzt, zum anderen aber nicht auf Wunder hoffen solltest. Du siehst daran auch, dass fast alle Methoden allein nur kleine Effekte erzielen können, in Kombination aber durchaus erfolgreich sein können. Wird das Gewebe durchgeknetet, dann können tatsächlich der Lymphfluss angeregt, die Durchblutung verbessert und das Bindegewebe stimuliert werden. Dennoch muss man immer „dranbleiben". Die aus dem Gewebe ausgedrückte Flüssigkeit hat das Bestreben, wieder zurückzufließen und den ursprünglichen Zustand wiederherzustellen. Wichtig ist es deshalb, dass du täglich deine Cellulite walkst und knetest – und dann anschließend nicht auf dem Sofa sitzen bleibst.

Auch Bewegung mobilisiert gestaute Flüssigkeit, denn in den Beinen gibt es eine sogenannte Muskelpumpe. Bei jedem Schritt ziehen sich die Muskeln in den Waden und Oberschenkeln zusammen und dehnen sich wieder aus. Wie eine Pumpe transportieren sie dadurch nicht nur Blut, sondern auch Lymph- und Gewebsflüssigkeit nach oben in Richtung Herz. Im Kampf gegen Dellen zählt demnach jeder Schritt. Nutz deswegen öfter das Treppenhaus, dreh in der Mittagspause eine Runde um den Block und wipp im Sitzen immer wieder mit den Füßen.

Cellulite wegcremen?

Auch die (kleinen) Erfolge, die man mit einigen Gels erzielen kann, sind wahrscheinlich zum größten Teil auf die regelmäßige Massage beim Eincremen zurückzuführen. Die eingesetzten Inhaltsstoffe versuchen, die verschiedenen Veränderungen bei Cellulite zu beeinflussen, also die Durchblutung des Gewebes zu verbessern, den Abbau von Fettgewebe zu fördern und das Bindegewebe zu kräftigen. Die Kosmetikindustrie preist viele unterschiedliche Wirkstoffe an. Es gibt jedoch nur wenige wissenschaftliche Studien, die belegen, dass sich dadurch auch tatsächlich der Zustand von Hüften, Po und Oberschenkeln verbessern lässt.

Allerdings schnitten zwei Wirkstoffe, Koffein und Retinol, in unterschiedlichen Untersuchungen gar nicht so schlecht ab. Deren Effekte auf Cellulite sind wissenschaftlich inzwischen recht gut belegt. Schnelle Wunder darfst du aber nicht erwarten, vor allem, wenn du nur cremst, aber keine anderen Maßnahmen ergreifst.

Retinol, besser bekannt als Vitamin A, konnte in verschiedenen Studien zu einer leichten, aber messbaren Verbesserung der Hautelastizität und der Flüssigkeitseinlagerung führen. Auch hier brauchten die Effekte aber ihre Zeit. Nach sechs Monaten regelmäßiger Anwendung verbesserten sich die Parameter gerade um 10 Prozent, verglichen mit einem wirkungslosen Placebo. Ob diese 10 Prozent für das bloße Auge tatsächlich sichtbar sind?

Vielen Kosmetikprodukten bescheinigt man Wirkungslosigkeit, weil tatsächlich die meisten Inhaltsstoffe die Hautbarriere kaum überwinden können. Sie dringen also nicht in die Tiefe und wirken deshalb nur an der Oberfläche. (Dadurch lässt sich aber trotzdem das Hautbild etwas verbessern, aber das ist ein anderes Thema). Dennoch gelingt es einigen Wirkstoffen mühelos, durch die Haut hindurch in tiefere Schichten und sogar bis ins Blut zu gelangen. Hormone kann man zum Beispiel auf diese Weise in Form von Gels zuführen oder Nikotin mithilfe von Pflastern über die Haut einschleusen und so die Entwöhnung von der Zigarette erleichtern. Für deine Cellulite ist Koffein interessant. Auch Koffein kann mühelos in tiefere Schichten gelangen und hier etwas für deinen flachen Bauch und straffe Schenkel tun. Koffein hat eine lipolytische Wirkung, das heißt, es ist in der Lage, Fettsäuren aus den Fettzellen auszulösen.

Dadurch wird Fettgewebe (zunächst) abgebaut und das gespeicherte Fett kann in Energie umgewandelt werden. Nicht umsonst stand Koffein in hohen Dosen bis 2004 auf der Dopingliste und galt (ab einer bestimmten Konzentration) als unerlaubte Substanz im Leistungssport, weil besonders Ausdauersportlern mit Koffein mehr Energie aus dem Fettgewebe zur Verfügung stand.

Bei der Orangenhaut kannst du dir diese Effekte zunutze machen. So ließen sich in einer Studie mit einem Gel, das 3,5 Prozent Koffein enthielt, nach sechs Wochen eine Verbesserung des Erscheinungsbildes um knapp 20 Prozent (auf einer visuellen Skala) sowie eine Abnahme des Oberschenkelumfangs von 0,7 Zentimetern erzielen. Die Oberarme waren 0,8 Zentimeter schlanker. Diese minimalen Verbesserungen haben die Teilnehmer sicher nicht zu Begeisterungsausbrüchen veranlasst. Kombiniert man die Creme aber mit Bewegung, lassen sich die Effekte steigern.

Das Koffein aus einem Cellulite-Gel ist tatsächlich in der Lage, erst mal Fett „aufzulösen“. „Erst mal“ deshalb, weil die Fettsäuren nicht ausgeschieden werden, sondern im Körper kreisen und darauf warten, verbraucht zu werden. Mit Gel eincremen und dann auf die Couch legen bringt deshalb herzlich wenig. Wird das Fett nicht durch körperliche Aktivität verbrannt, wird es wieder im Gewebe gespeichert. Deshalb kommt es auf den Zeitpunkt der Anwendung an: am besten 30 Minuten vor dem Sport auftragen. Dann hast du schon eine recht hohe Koffeinkonzentration im Fettgewebe, wenn du die Laufschuhe anziehst oder die Hanteln aus dem Schrank holst. Bei Versuchspersonen war bereits 5 Minuten nach dem Auftragen Koffein im Blut nachweisbar, maximale Spiegel wurden nach 60 Minuten erreicht. Besonders wirksam ist in diesem Fall eine längere Ausdauereinheit im Fettverbrennungsmodus, also bei langsamem Tempo.

Abends ist von Koffeingels jedoch aus zwei Gründen abzuraten: Zum einen besteht im Schlaf keine Möglichkeit, die freigesetzte Energie zu verbrauchen, und zum anderen kann das Koffein, das auch in die Blutbahn gelangt, koffeinsensible Menschen wach machen. Es bringt also nur vor dem Sport einen nützlichen Effekt.

So kannst du den Flüssigkeitsstau beseitigen:

- Bring Bewegung in deine Cellulite. Knete, roll und zieh am Gewebe. Nutz dafür Massagerollen und Noppenhandschuhe. Hervorragend funktioniert die Bindegewebsmassage auch mit der Faszienrolle. Wie du diese am besten anwendest, erfährst du im nächsten Kapitel.
- Setz aber auch die „Muskelpumpe“ zur Entstauung ein. Versuch deswegen, mehrmals pro Woche mindestens fünf Kilometer zu Fuß unterwegs zu sein – das entspricht etwa den oft genannten 10 000 Schritten. Wenn dir das am Anfang zu viel ist, dann starte mit mehreren kürzeren Strecken: So steigerst du deine Kondition und baust Muskeln auf.
- Wenn du möchtest, test Cellulite-Gels. Diese machen zum einen die Massagen einfacher, weil sie die Haut leichter gleiten lassen, zum anderen können Wirkstoffe wie Koffein und Retinol tatsächlich (geringe) Effekte erzielen. Wichtig: Kombinier die Anwendung von Koffeingels mit Bewegung, damit das gelöste Fett verbraucht und nicht wieder gespeichert wird.
- Iss so salzarm wie möglich. Salz bindet Flüssigkeit im Gewebe und bei Cellulite lässt sich tatsächlich eine Art „Flüssigkeitsstau“ nachweisen. Ersetz das „normale“ Kochsalz, also das Natriumchlorid, hin und wieder durch Kaliumchlorid. Noch besser: Würz deine Mahlzeiten lieber mit Kräutern und Gewürzen als mit Salz.

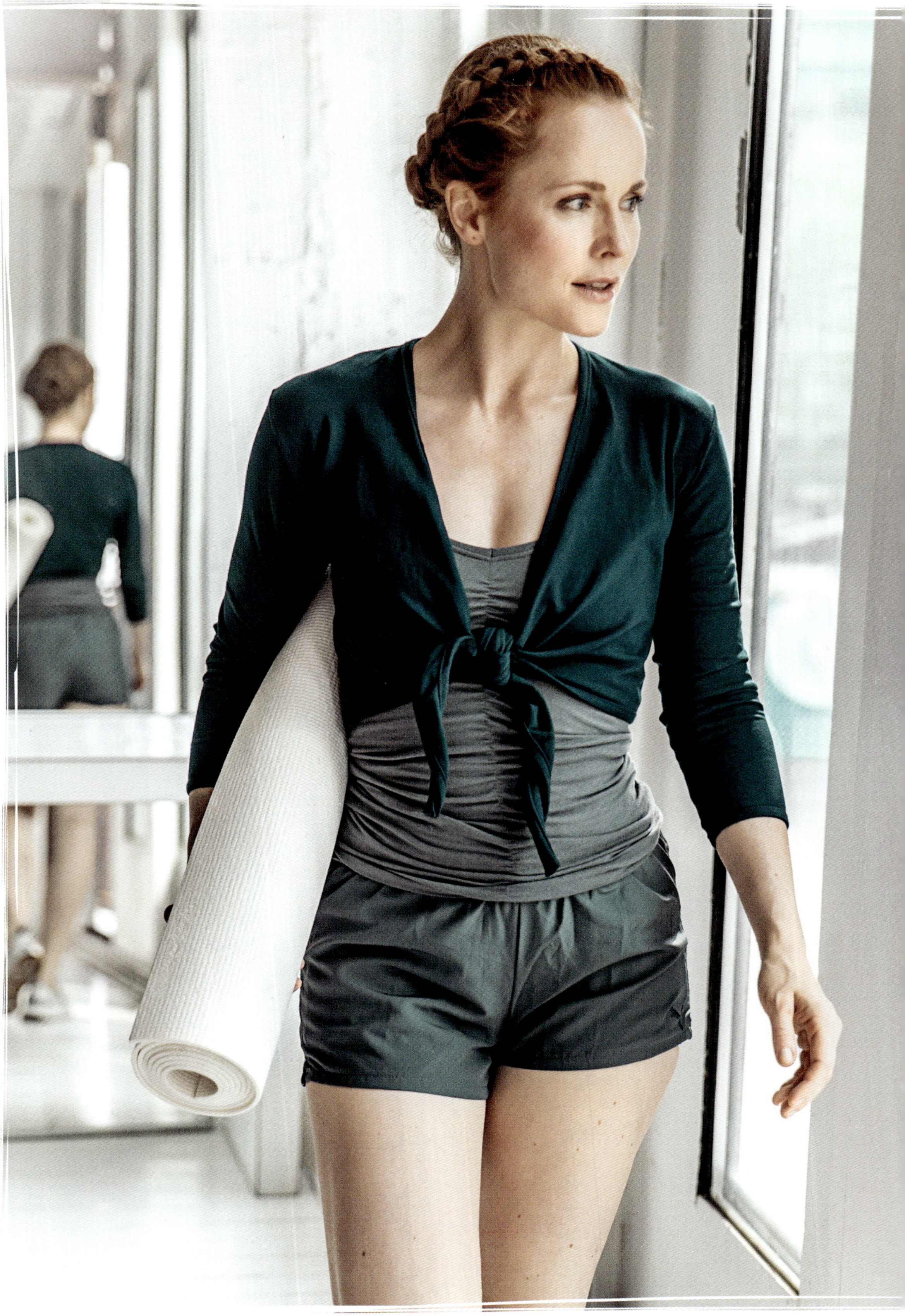

Teil 2

DEIN ANTI-CELLULITE-WORK-OUT

Schon mit wenigen Sporteinheiten pro Woche kannst du deine Cellulite gezielt reduzieren. Der Fokus der hilfreichen Work-outs liegt auf den Beinen und dem Po, unseren wichtigsten Cellulite-Problemzonen. Knackige Ganzkörperübungen ergänzen dein Training.

Mit Bewegung für ein starkes Bindegewebe

Wie Cellulite entsteht und wie du ihr mit kleinen Tricks und den richtigen Lebensmitteln entgegenwirken kannst, hast du bereits im Theorieteil unseres Buches gelernt. Kommen wir also jetzt zur Praxis: zu deinem Sportprogramm. Um dein Bindegewebe zu stärken und die Fettdepots, die unter anderem für die Cellulite verantwortlich sind, zu verkleinern, brauchst du Muskeln. Denn wo Muskeln sind, ist kein Platz für Fett, und das heißt für dich: Mit einem Krafttraining sagen wir gemeinsam der Cellulite den Kampf an. Faszientraining und knackige Intervalleinheiten in Form von Tabata ergänzen dein Work-out, das du idealerweise drei- bis viermal pro Woche durchziehst.

Als Anfängerin startest du ohne Gewicht und andere Hilfsmittel. Erst wenn du die vorgegebenen Wiederholungen und Sätze problemlos schaffst, erhöhst du den Schwierigkeitsgrad und nimmst dir Hanteln, eine Kettlebell und ein Widerstandsband. Sei bitte wirklich immer ehrlich zu dir selbst: Wenn du das Gefühl hast, während deines Trainings locker-flockig nebenher mit Oma telefonieren zu können, wird es Zeit, dein Work-out zu intensivieren. Das Training soll dich stets fordern, denn nur dann, wenn dein Körper das Signal bekommt: „Hilfe, ich werde gerade richtig rangenommen", wird er stärker und baut neue Muskulatur auf. Und zwar – so verrückt das auch klingt – immer dann, wenn du nicht trainierst. Trainingsfreie Tage sind also wichtig! Aber selbstverständlich kannst und sollst du auch an diesen darauf achten, dich ausreichend zu bewegen. Spaziergänge oder eine sanfte Ausdauereinheit wie Fahrradfahren oder Schwimmen sind für dich ideal. Wenn du deine drei Krafteinheiten problemlos schaffst, kannst du außerdem zusätzlich noch einmal pro Woche ein reines Faszientraining einbauen. Das muss und soll keine ganze Stunde dauern: 20 bis 30 Minuten reichen völlig aus. Dafür gehst du mit deiner Rolle jede Übung einzeln durch. Roll jede Partie und Seite jeweils maximal 2 Minuten und roll ruhig etwas fester. Das Rollen deiner Faszien ist die ideale Ergänzung zu deinem Krafttraining. Durch das Rollen wird Flüssigkeit aus den Faszien herausgepresst. Anschließend saugen sie sich wieder voll und frisches Kollagen wird produziert. Das wiederum sorgt für eine höhere Elastizität und Spannkraft deiner Haut. Du solltest nicht zu häufig rollen: Dreimal pro Woche reichen völlig aus.

Let's do it!

Wenn du schon öfter versucht hast, mit Sport zu starten, und es nie geklappt hat, habe ich noch eine gute Nachricht für dich: Dieses Mal schaffst du es! Denn wir erklären dir nicht nur ganz genau, wie jede Übung funktioniert und wofür sie gut ist, sondern auch, wie du dein Work-out zusammenstellst. Außerdem erleichtern dir zusätzlich zwei verschiedene 4-Wochen-Pläne deinen Trainingsstart. Zwischen Job, Kindern und Haushalt findet nicht jede immer die Ruhe für eine ausgedehnte Trainingssession, und deshalb gibt es bei unserem Trainingsprogramm die Möglichkeit von Work-out-Quickies: Das sind 30-minütige Trainingseinheiten. Wenn du die längere Trainingseinheit wählst, trainierst du etwa eine Stunde. Du entscheidest! Selbstverständlich kannst du die Einheiten auch mischen oder dir von Anfang an eigene Work-outs zusammenstellen.

Es kann losgehen! Bist du nervös und fragst dich, ob du die Übungen alle schaffst? Lass dir Zeit und schau dir erst einmal ganz in Ruhe an, welche Übungen wir für dich ausgesucht haben und wie unsere Work-outs aufgebaut sind! Jedes Work-out besteht aus einem Warm-up, der Mobilisation, einem Kraftteil, einem schweißtreibenden HIIT-Part in Form eines Tabata-Intervalls und einem Cool-down. Viel Spaß! Und – natürlich schaffst du das!

AUF TOUREN KOMMEN: WARM-UP

Dein Training startet immer mit einem Warm-up. Warum das wichtig ist? Das Warm-up dient deinem Körper wortwörtlich dazu, sich hochzufahren, sich aufzuwärmen und sich auf das anstehende Training vorzubereiten. Dadurch schützt es dich vor Verletzungen. Achte deshalb darauf, die Belastungsintensität langsam zu steigern. Ein Warm-up soll außerdem Spaß machen und möglichst viele Muskelgruppen aktivieren. Mit einem passenden Warm-up wirst du …

- deine Körpertemperatur und Herzfrequenz erhöhen,
- die Durchblutung ankurbeln,
- die Produktion deiner Gelenkflüssigkeit anregen,
- dein zentrales Nervensystem positiv beeinflussen,
- deine Koordination und Beweglichkeit verbessern,
- dich auf das eigentliche Work-out fokussieren.

Wir zeigen dir jetzt fünf Übungen für dein Warm-up, von denen du dir je nach Trainingslänge zwei bis drei herauspickst.

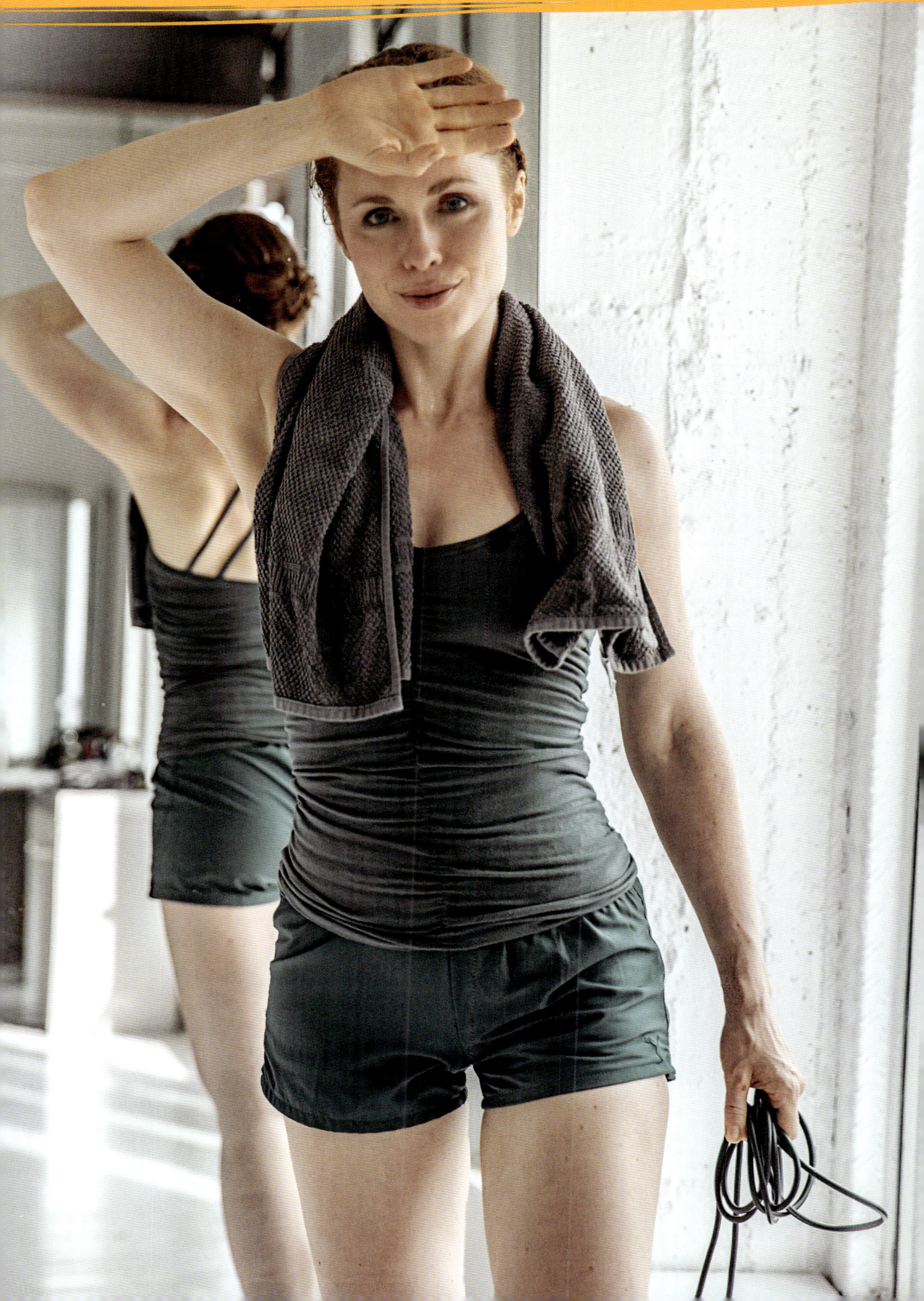

JUMPING JACK

Was es bringt:
Hampelmänner sind eine tolle Übung für dein Warm-up, denn sie bringen dich schnell ins Schwitzen. Sie trainieren aber nicht nur dein Herz-Kreislauf-System, sondern auch deine Koordination, deine Beweglichkeit und sie mobilisieren deine Sprung-, Knie-, Hüft- und Schultergelenke.

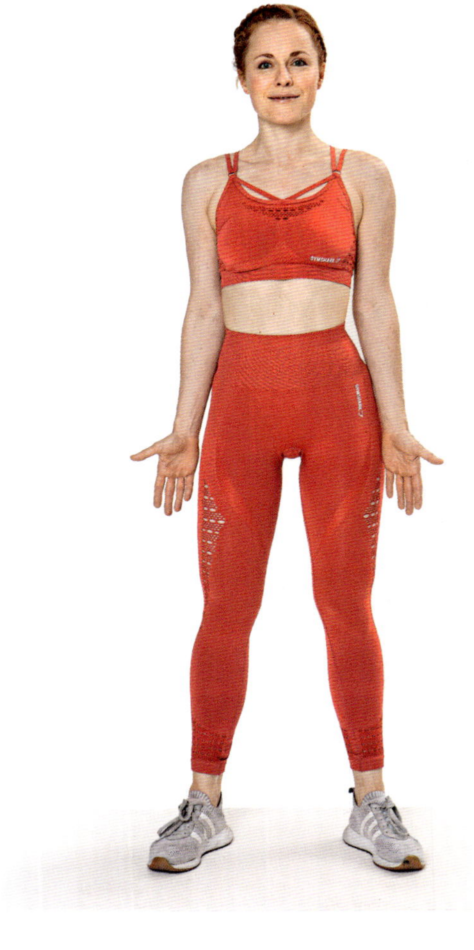

Wie es geht:

1. Stell dich aufrecht hin und leg die gestreckten Arme am Körper an. Deine Handflächen zeigen nach vorn.
2. Spring jetzt in eine breite Grätsche und führ dabei gleichzeitig die gestreckten Arme über dem Kopf zusammen. Achte darauf, dass deine Fußspitzen nach vorn zeigen.
   Weiter geht's: Du springst zurück in deine Ausgangsposition und senkst die Arme wieder. Wiederhol den Ablauf und steigere langsam das Tempo.

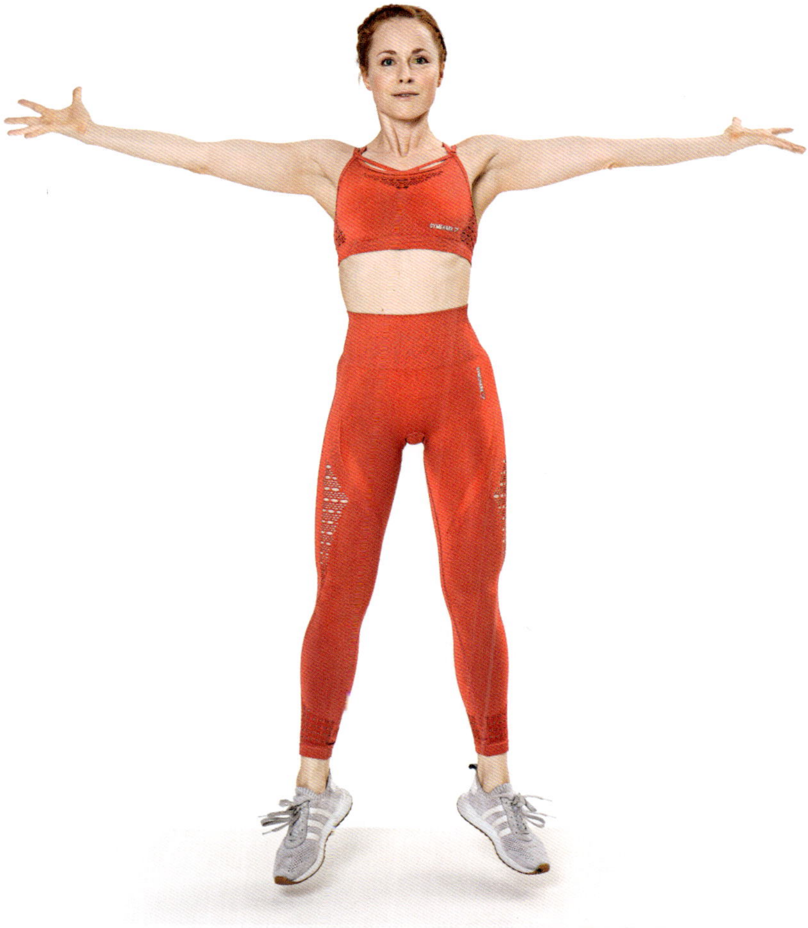

ROPE SKIPPING

Was du brauchst:
ein Springseil (es geht auch ohne – siehe Tipp)

Was es bringt:
Das Seilspringen trainiert dein Herz-Kreislauf-System, deine Koordination und mobilisiert vor allem deine Sprung- und Handgelenke.

Wie es geht:
Klar kennst du Seilspringen noch aus der Kindheit, aber achte bitte auf Folgendes:

1. Stell dich etwa hüftbreit auf. Deine Oberarme liegen eng am Körper an und deine Unterarme zeigen nach vorn. Das Seil befindet sich hinter deinem Körper und du hältst es ganz locker.
2. Schwing das Seil um dich herum, drück dich ab, spring in die Luft und lande federnd auf den Fußballen. Deine Kniegelenke bleiben leicht gebeugt. Drücke dich erneut ab und finde dein Tempo.
3. Wichtig beim Seilspringen ist: Deine Handgelenke schwingen locker und rhythmisch mit. Deine Sprünge müssen nicht hoch sein – es reicht, wenn du so hoch springst, dass dein Seil durchpasst.

Tipp:
Ohne Seil funktioniert die Übung übrigens auch. Vielleicht kommst du dir anfangs etwas komisch vor, aber probier es einfach mal aus: Halte deine Arme neben deinem Körper, schließ die Hände zu einer Faust und dreh die Daumen nach außen. Jetzt springst du in die Luft und drehst dabei deine Handgelenke in kreisenden, rhythmischen Bewegungen mit.

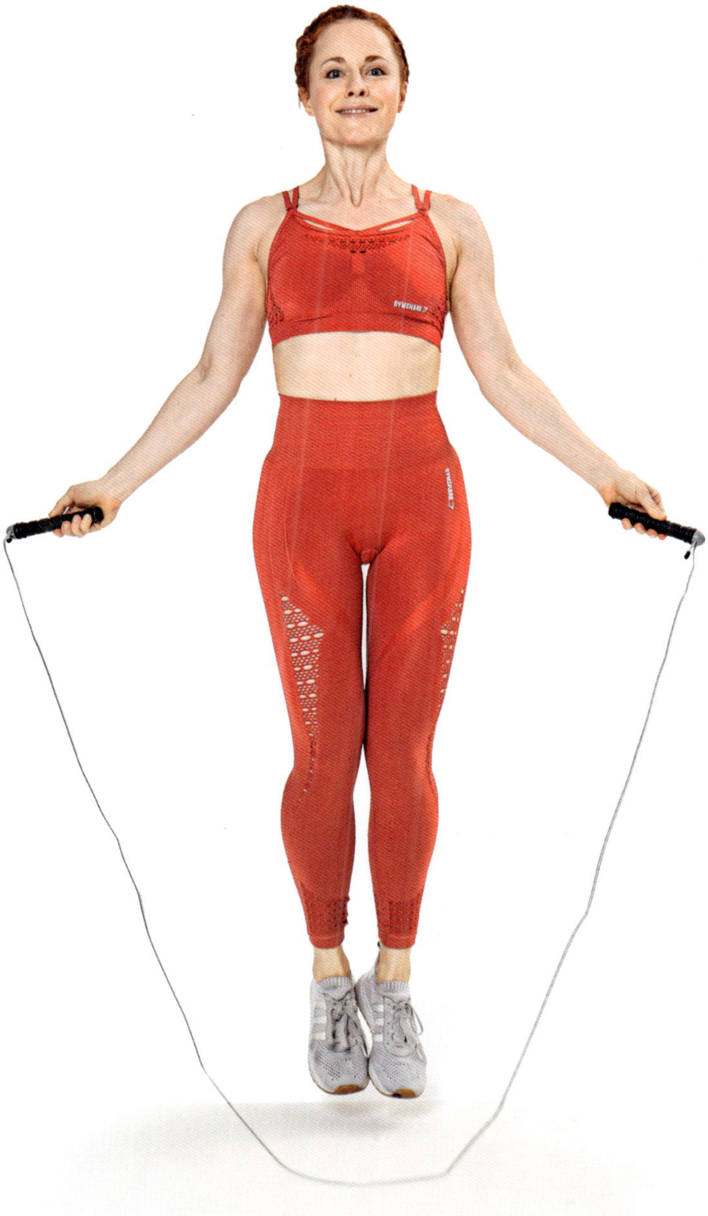

SQUAT JUMPS

Was es bringt:

Squat Jumps gehören zu meinen liebsten Übungen. Sie trainieren das Herz-Kreislauf-System und deine Muskeln in Oberschenkel, Po und Rücken.

Wie es geht:

1. Du stehst aufrecht mit den Füßen schulterbreit auseinander. Stell dir das Zifferblatt einer Uhr vor, das um dich herum verläuft, und dreh deine Fußspitzen auf etwa 11 und 13 Uhr. Winkel jetzt deine Arme vor der Brust an und leg deine Handflächen aneinander.

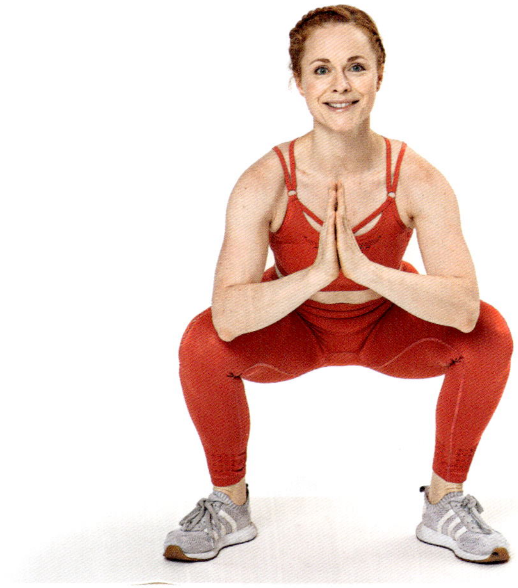

2. Geh langsam in die Hocke. Versuch dabei, den Rücken möglichst gerade zu halten, und schau nach vorn. Dein Po sollte sich jetzt mindestens auf Höhe deiner Knie befinden, die du schön weit nach außen schiebst.
3. Drück dich kraftvoll aus der Hocke nach oben und spring in die Luft. Deine Arme helfen dir dabei – im Sprung streckst du sie neben dem Körper.
4. Lande direkt wieder in einer tiefen Hocke und starte von vorn.

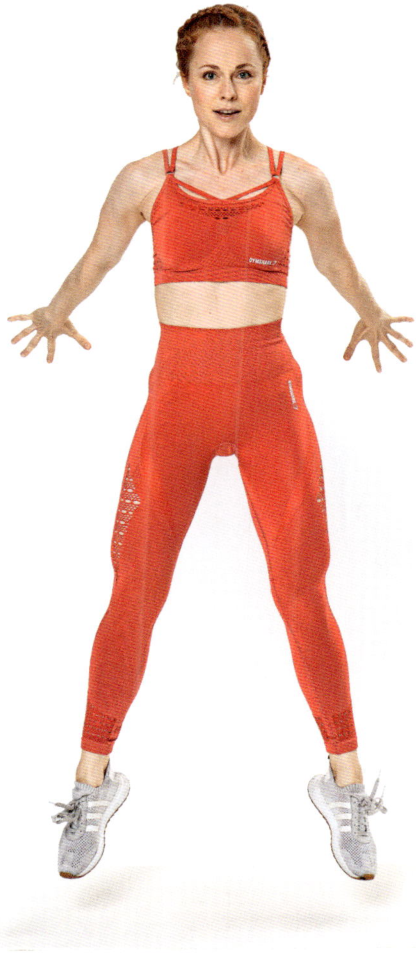

HEELS TO BUTT

Was es bringt:

Das Anfersen trainiert dein Herz-Kreislauf-System, deine Kondition und mobilisiert deine Knie- und Hüftgelenke.

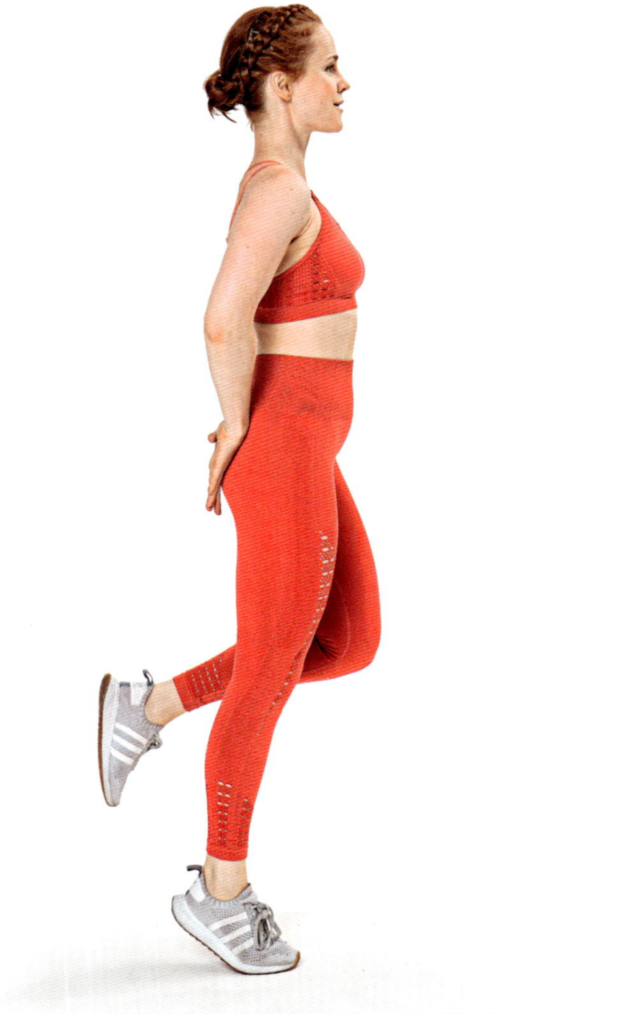

Wie es geht:

1. Stell dich hüftbreit hin und leg deine Handrücken mit den Handflächen nach oben auf den Po.
2. Führ jetzt abwechselnd die linke Ferse an die linke Handfläche und die rechte Ferse an die rechte Handfläche, indem du von einem Fuß auf den anderen springst.
3. Starte langsam und steigere dein Tempo, wenn du dich sicher fühlst.

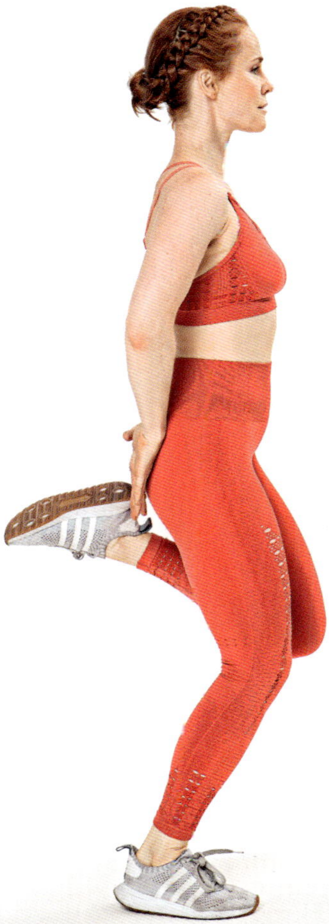

DUCK WALK

Was es bringt:

Der Duck Walk mobilisiert deine Hüfte, die Knie und den unteren Rücken. Außerdem müssen deine vordere Oberschenkel- und deine Pomuskulatur ganz schön arbeiten.

Wie es geht:

1. Du startest wieder in einer aufrechten, mehr als schulterbreiten Position. Der Rücken ist gerade, der Bauch fest und die Zehen sind leicht nach außen gedreht.

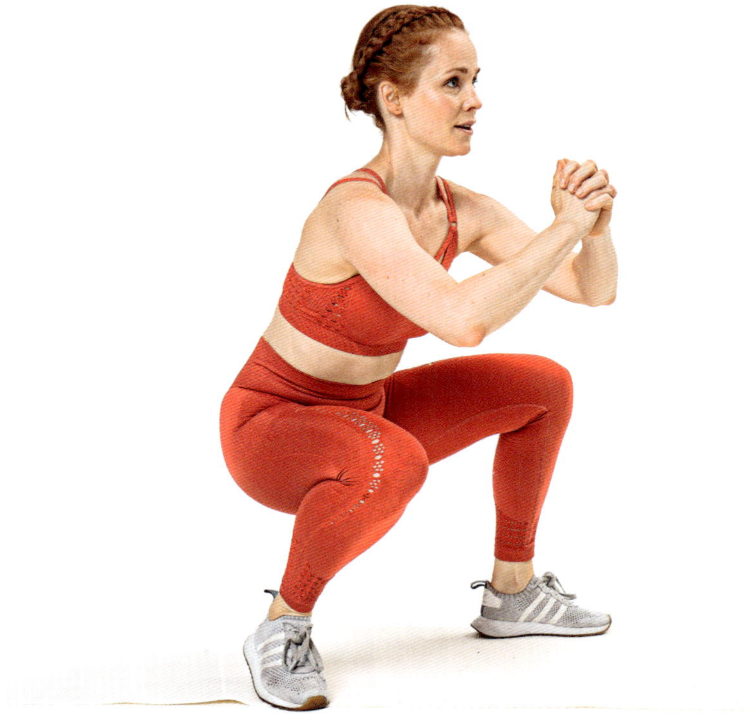

2. Schieb dich jetzt über Hüfte und Po in eine tiefe Hocke und achte darauf, dass dein Rücken gerade bleibt. Deine Knie schiebst du, so weit es geht, nach außen – immer in Richtung deiner Zehenspitzen.
3. Verlager dein Gewicht jetzt auf einen Fuß, heb die Ferse an und mach mit dem anderen Fuß einen Schritt nach vorn. Deine Beine bleiben gebeugt, die Knie schieben weiterhin nach außen und deine Hände hältst du vor der Brust zusammen.
4. Verlager dein Gewicht jetzt auf die andere Seite und setz wieder den entgegengesetzten Fuß nach vorn. Erhöh langsam dein Tempo und watschel durch den Raum.

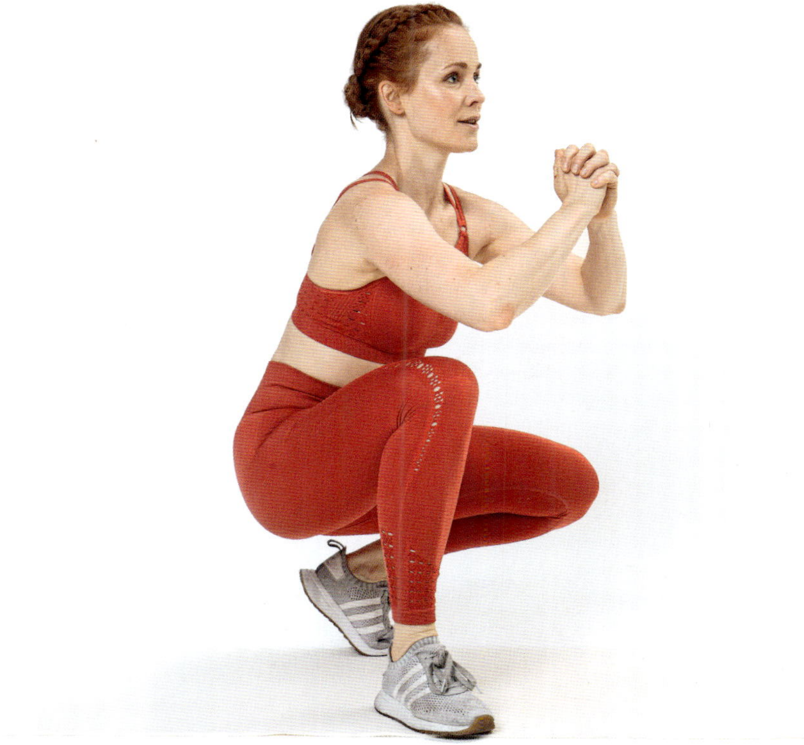

SPIELRÄUME AUSSCHÖPFEN: MOBILISATION

Von „Mobilisation“ hast du sicher schon gehört, denn es ist gerade eins der Modewörter der Sportwelt. Aber was genau bedeutet das? Ganz einfach: Wir wollen ein Gelenk oder einen Körperteil beweglich(er) machen und damit deine „Range of Motion“, also deinen Bewegungsradius, vergrößern. Dadurch werden auch deine Übungen effektiver und du schaffst es besser, genau die Muskelgruppen anzusteuern, die du „treffen“ willst. Nachdem du dich aufgewärmt hast, beginnst du, dich zu mobilisieren. Beides sind wichtige Bestandteile des Work-outs und Vorbereitungen für das eigentliche Krafttraining. Ganz nach Belieben kannst du dafür eine Faszienrolle benutzen oder auch nicht. Im Folgenden findest du ein paar Vorschläge, wie du dich mit und auch ohne Faszienrolle auf dein Training vorbereitest. Bei Bedarf kannst du die Übungen auf einer Trainingsmatte durchführen.

Mobilisation mit der Faszienrolle

Das Rollen der Faszien wärmt deine Muskulatur gezielt auf. Zum einen aktivierst du so die Sinneszellen deiner Muskeln und zum anderen förderst du mit dem Hin- und Herrollen die Durchblutung. Tatsächlich kann das Rollen manchmal recht schmerzhaft sein, du solltest es aber immer so dosieren, dass du den Schmerz gut aushalten kannst.

Achtung: Solltest du Probleme mit deinem Lymph- oder dem Herz-Kreislauf-System haben, halte bitte vor dem Rollen Rücksprache mit deinem Arzt.

Was sind eigentlich Faszien?

Faszien sind nichts anderes als eine Form des Bindegewebes. Übersetzt bedeutet Faszie „Bund“ oder „Verbund“. Das macht Sinn, denn unser Körper besteht genau genommen aus einer einzigen großen Faszie. Alles ist miteinander verbunden. Wie ein riesiges Spinnennetz: Sehnen, Muskeln, Bänder, Knochen und Gelenke, das zentrale und periphere Nervensystem, Arterien und Venen. Faszien dienen als eine Art Schutzhülle für unseren Körper, geben ihm Form und Struktur und haben direkten Einfluss auf unsere Muskulatur und unsere Bewegung. Sie reagieren auf jegliche Art von Belastung und passen sich an. Wenn sie allerdings nicht gefordert werden, verkleben sie, und das wiederum führt zu Verspannungen, Schmerzen und Bewegungseinschränkungen. Deshalb ist es wichtig, dass du deine Faszien schön geschmeidig hältst.

DAS ROLLEN DER VORDEREN OBERSCHENKEL-MUSKULATUR (QUADRICEPS FEMORIS)

Was es bringt:

Du lockerst den Bereich zwischen Beckenknochen und Knie und bereitest dein Bindegewebe und deine Muskulatur gezielt auf die Übungen des anstehenden Work-outs vor. Auch Muskelkrämpfen im Oberschenkel kannst du durch diese Übung vorbeugen.

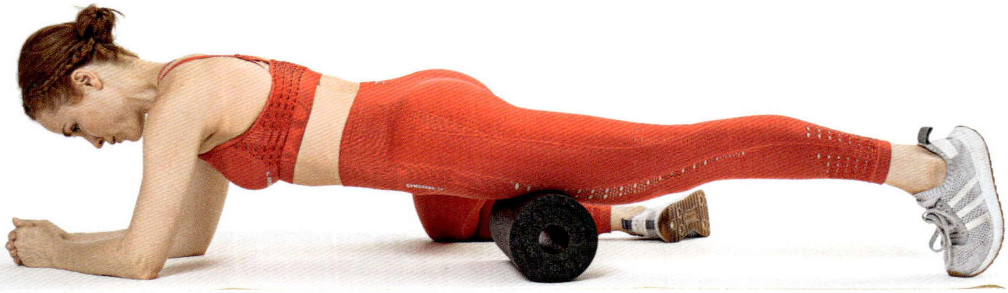

Wie es geht:

1. Leg dich auf den Bauch und die Faszienrolle unter einen der vorderen Oberschenkel. Stütz dich bäuchlings mit angewinkelten Armen ab.
2. Roll nun vom Knie bis zum Beckenknochen hoch und runter und achte darauf, dass du deinen Körper stabil hältst.
3. Wechsel die Seite und wiederhol das Ganze.

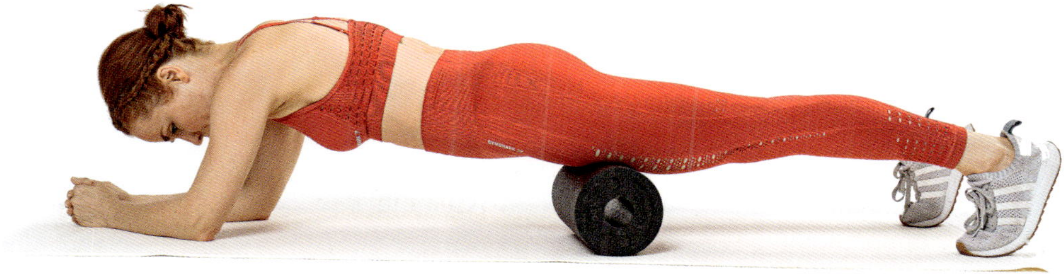

Tipp für mehr Druck:
Wenn du magst, kannst du diese Übung auch gleichzeitig mit beiden Oberschenkeln durchführen. Probier ein bisschen herum und find den für dich richtigen, aushaltbaren Druck.

DAS ROLLEN DER HINTEREN OBERSCHENKEL-MUSKULATUR (BICEPS FEMORIS)

Was es bringt:
Beim Rollen der hinteren Oberschenkelmuskulatur rollst du den Bereich zwischen Knie und Po und bereitest – wie auch schon beim Rollen der vorderen Oberschenkelmuskulatur – dein Bindegewebe und deine Muskulatur auf viele der Grundübungen des anstehenden Work-outs vor.

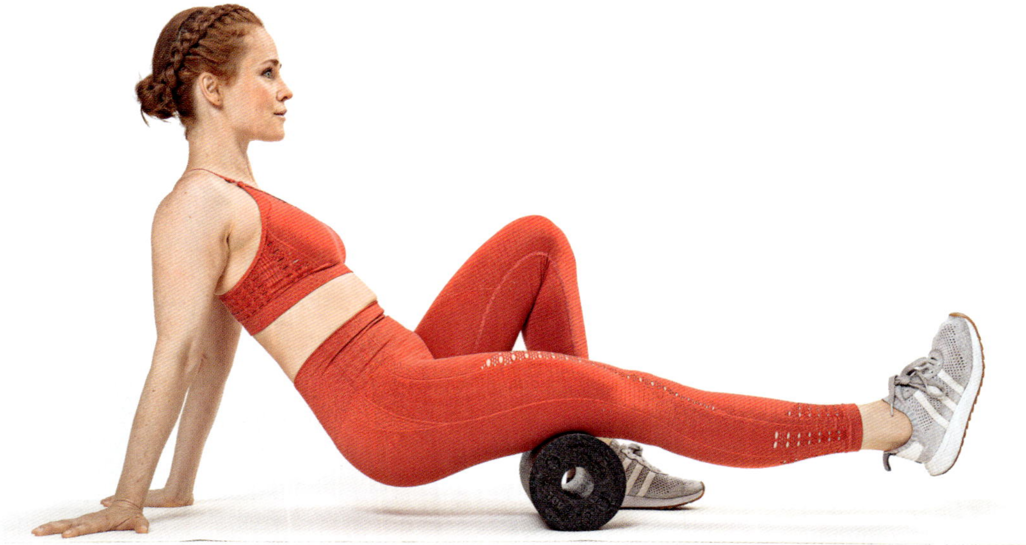

Wie es geht:

1. Setz dich auf den Boden und leg die Faszienrolle unter einen deiner Oberschenkel. Den anderen stellst du auf.
2. Stütz dich hinter deinem Körper ab und roll nun den gesamten Oberschenkel hoch und runter.
3. Wechsel die Seite und wiederhol das Ganze.

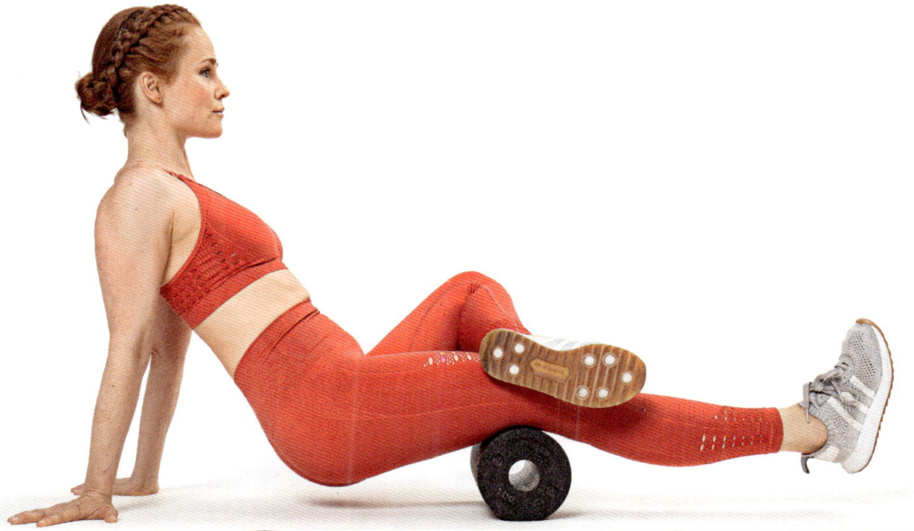

Tipp für ganz Harte:
Wenn du die Intensität bei dieser Übung verstärken möchtest, legst du beim Rollen das Bein, das nicht bearbeitet wird, über das andere.

DAS ROLLEN DER GESÄSSMUSKULATUR (GLUTAEUS)

Was es bringt:
Durch das Rollen deines Pos lockerst du die Faszien und Muskeln in diesem Bereich. Das hilft dir später beispielsweise dabei, besser in den Squat zu kommen.

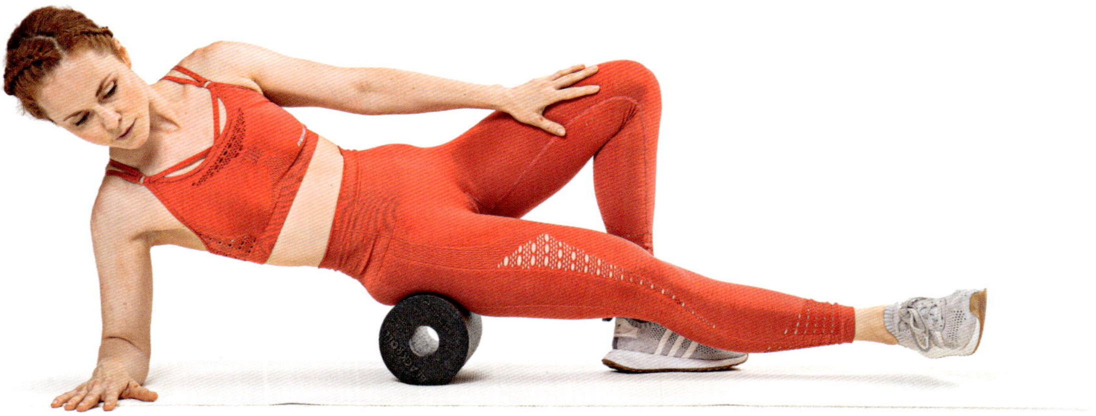

Wie es geht:

1. Setz dich mit einer Gesäßhälfte auf deine Faszienrolle.
2. Stütz dich mit einem oder mit beiden Händen auf dem Boden ab und such dir jetzt eine Stelle am Po, die dir – so gemein es klingt – besonders wehtut.
3. Versuch, dein ganzes Körpergewicht auf genau diese Stelle zu verlagern. Wenn du kein „Roll-Anfänger" bist und den Druck erhöhen möchtest, kannst du das Bein, auf dessen Pohälfte du sitzt, anwinkeln und auf dem anderen, das ausgestreckt ist, ablegen.
4. Roll vor und zurück und wechsel dann die Seiten.

Glutaeale Amnesie:
Tatsächlich kann der Po – oder besser gesagt die Muskulatur des Pos – an einer Art Gedächtnisstörung leiden. Denn unsere Muskeln haben tatsächlich eine Art „Gedächtnis" und können eben auch vergessen, richtig zu arbeiten. Die „glutaeale Amnesie", also die des Pos, geht auf den kanadischen Rückenspezialisten Dr. Stuart McGill zurück und entsteht durch das viele Sitzen, Fehlbelastungen oder muskuläre Disbalancen und durch einen inaktiven Lebensstil. Deswegen macht es also noch mehr Sinn, dass wir den Po rollen, aktivieren und kräftigen.

DAS ROLLEN DER OBERSCHENKELINNENSEITEN (ADDUKTOREN)

Was es bringt:

Du hast das Prinzip mittlerweile verstanden? Bestimmt. Durch das Rollen kannst du deine Muskulatur gezielt auf bestimmte Übungen vorbereiten und Verspannungen lösen. Beim Rollen deiner Oberschenkelinnenseiten stärkst du sogar gleichzeitig noch deinen Rumpf.

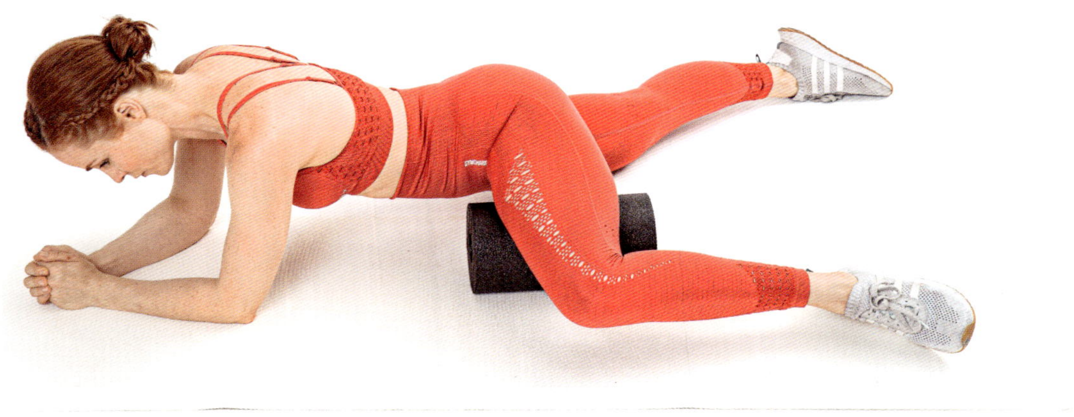

Wie es geht:

1. Leg dich auf den Bauch und stütz dich mit den Unterarmen ab.
2. Winkel jetzt ein Bein 90 Grad an und leg deine Faszienrolle darunter. Das andere Bein lässt du gestreckt.
3. Heb deinen Oberkörper leicht an und lass die Hüfte erst einmal unten.
4. Roll nun die Innenseite deines Oberschenkels ab: vom Knie bis zur Leiste. Achte darauf, dass du wirklich den gesamten Bereich erwischst. Besonders den Muskelansatz am Knie solltest du nicht vergessen – hier wirst du vielleicht anfangs einen besonders starken Schmerz verspüren.

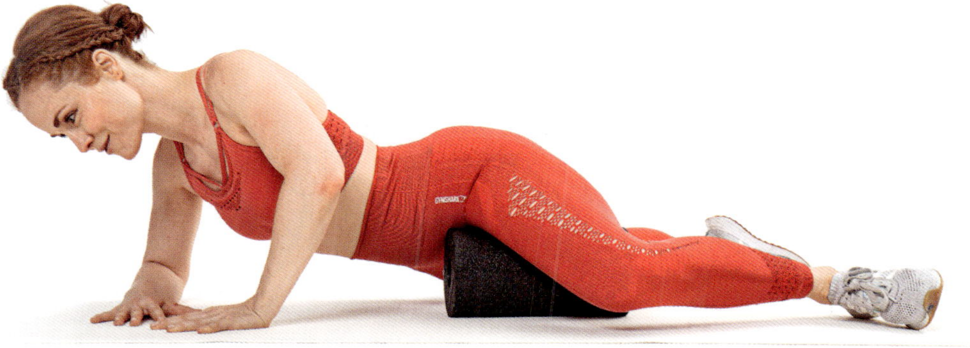

Tipp für Akrobaten:
Um den Schwierigkeitsgrad zu erhöhen, hebst du einfach deine Hüfte. Dein ausgestrecktes Bein hilft dir dabei, dich zu stützen.

DAS ROLLEN DER WADEN (TRICEPS SURAE)

Was es bringt:
Das Rollen der Waden massiert nicht nur das Bindegewebe und die Muskulatur in diesem Bereich, sondern bereitet dich auch gezielt auf Grundübungen des Kraftteils vor. Außerdem kannst du Krämpfen vorbeugen, die gerade bei Vielsitzern und High-Heel-Trägerinnen nicht selten sind.

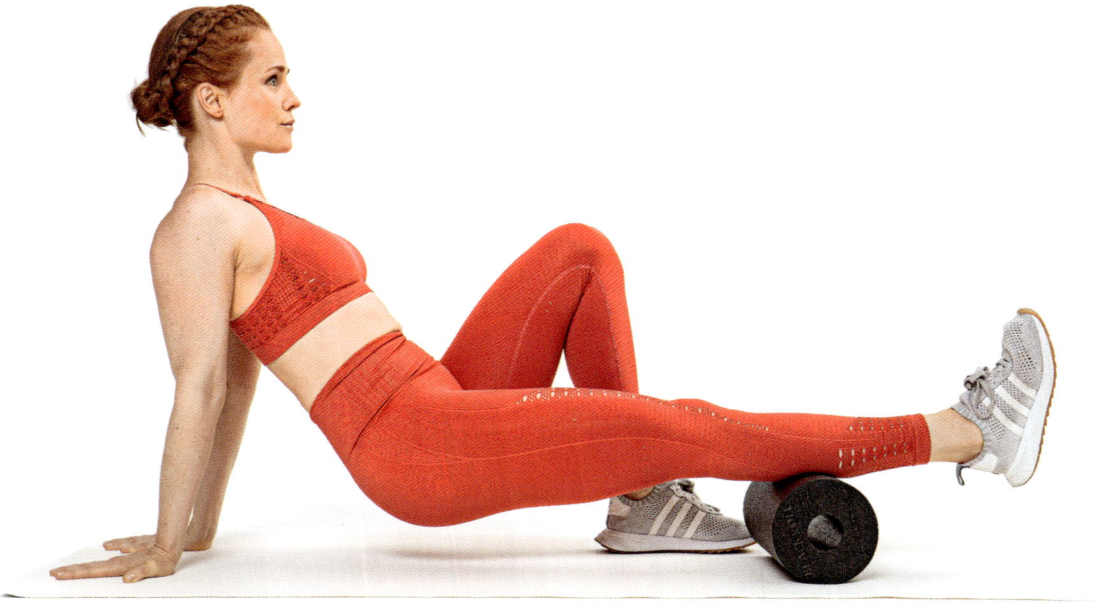

Wie es geht:

1. Setz dich auf den Boden und leg die Faszienrolle quer unter die Mitte einer deiner Waden. Das Bein, das du rollst, streckst du aus, das andere winkelst du an.
2. Stütz dich jetzt hinter deinem Körper ab und heb den Po.
3. Roll gleichmäßig nach vorn und nach hinten und achte darauf, dass du deinen Bauch, den Rücken und den Po angespannt lässt.
4. Wechsel die Seite und wiederhol die Übung. Auch hier kannst du den Druck verstärken, indem du das Bein, das du nicht rollst, ausgestreckt über das andere legst, während du es bearbeitest.

Tipp:
Wenn die Muskulatur deiner kompletten hinteren Seite – übrigens auch „Kette" genannt – sich schnell verkrampft oder verkürzt ist, kannst du dem entgegenwirken, indem du regelmäßig deine Fußsohle rollst. Hierfür benötigst du lediglich einen Tennisball. Aber auch eine kleine Rolle, ein Besenstiel oder ein Holzstab funktionieren. Leg Ball, Rolle oder Stab unter den Fuß und roll langsam von vorn nach hinten und zurück. Versuch, den Fuß dabei möglichst entspannt zu lassen, und bearbeite auch die Außen- und Innenseiten. Gib so viel Druck auf den Fuß, wie du eben gerade noch aushältst. Dann wiederholst du das Ganze auf der anderen Seite. Roll jede Seite ruhig bis zu 2 Minuten lang und verharre auf Punkten, die besonders schmerzhaft sind. Versprochen: Wer regelmäßig seine sogenannte Plantarfaszie rollt, entkrampft nicht nur seine Muskulatur, sondern verbessert auch seinen Stand und die Körperhaltung.

Mobilisation ohne Faszienrolle

TIEFER SQUAT (MIT KREISEN)

Was es bringt:
Der tiefe Squat ist ein großer Freund deiner Hüfte, die er schön mobilisiert. Aber auch deine Knie- und Sprunggelenke sowie dein Rücken werden gefordert.

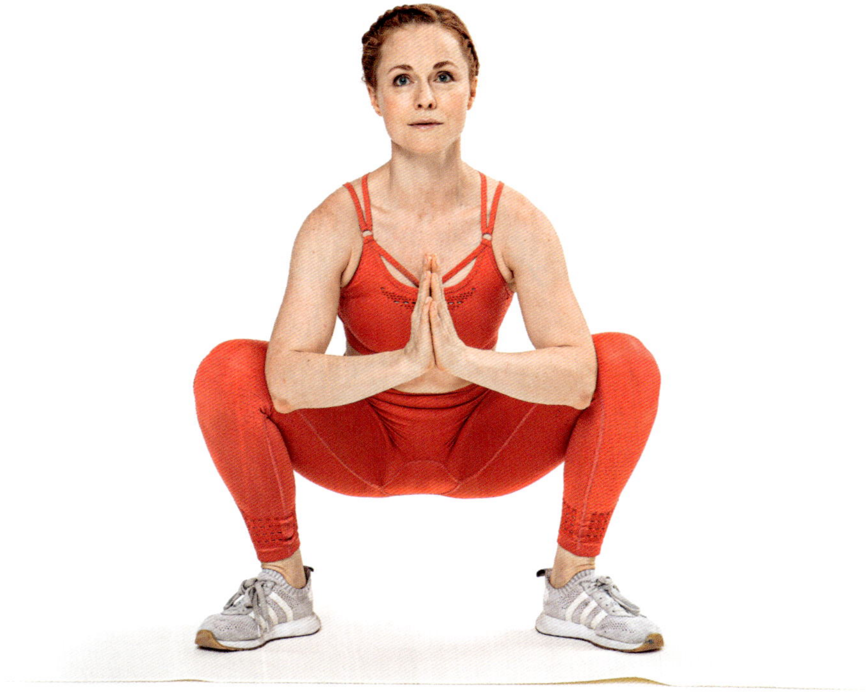

Wie es geht:

1. Starte in einer aufrechten, schulterbreiten Position. Dreh deine Fußspitzen leicht nach außen.
2. Geh in eine tiefe Hocke und achte darauf, dass deine Füße komplett auf dem Boden bleiben. Deine Knie schiebst du wieder aktiv nach außen.
3. Achte außerdem darauf, dass du nicht zusammensackst, sondern deinen Oberkörper aufrichtest.
4. Führ jetzt deine Hände vor der Brust zusammen und drück die Ellenbogen von innen gegen die Knie. Das wird dir für den Anfang genügen.
5. Schaffst du es ohne Probleme, 30 Sekunden lang in dieser Position zu sitzen, kannst du noch einen Schritt weitergehen und versuchen, mit den Knien kleine Kreisbewegungen zu machen. Achtung – nicht umfallen!

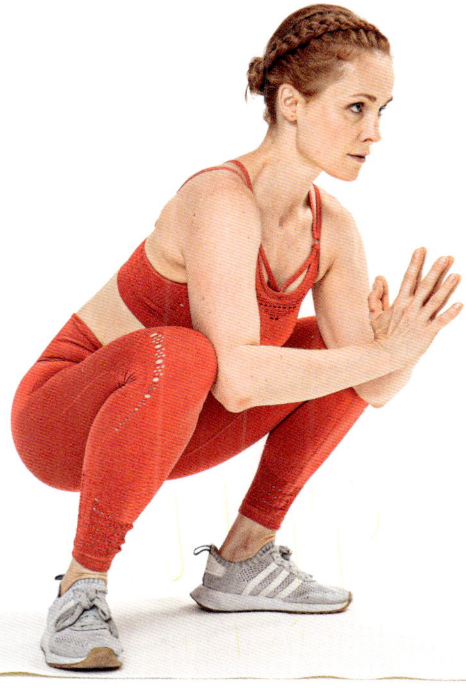

90/90

Was es bringt:
Diese Übung ist super, um die Beweglichkeit deiner Hüfte zu verbessern und gleichzeitig die Spannung in diesem Bereich zu lösen. Das wiederum kommt dir zum Beispiel bei Squats zugute.

Wie es geht:
1. Setz dich auf den Boden und stütz dich mit deinen Händen hinter dem Körper ab. Deine Beine stellst du angewinkelt auf.
2. Stell deine Fersen auf und kipp die Beine zur rechten Seite. Leg sie so ab, dass sie einen 90-Grad-Winkel bilden.
3. Richte die Brust auf, lös dann deine linke Hand und setz sie vor das rechte Schienbein.

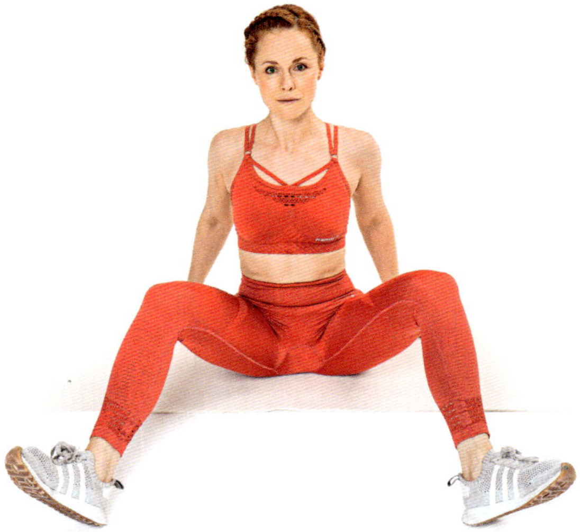

4. Beug jetzt deinen Oberkörper und schieb ihn ebenfalls in die Richtung deines Schienbeins. Achte darauf, dass dein Rücken gerade bleibt.
5. Richte dich wieder auf und komm über die Mitte zur anderen Seite. Wiederhol hier alles und wechsel dann fließend die Seiten.

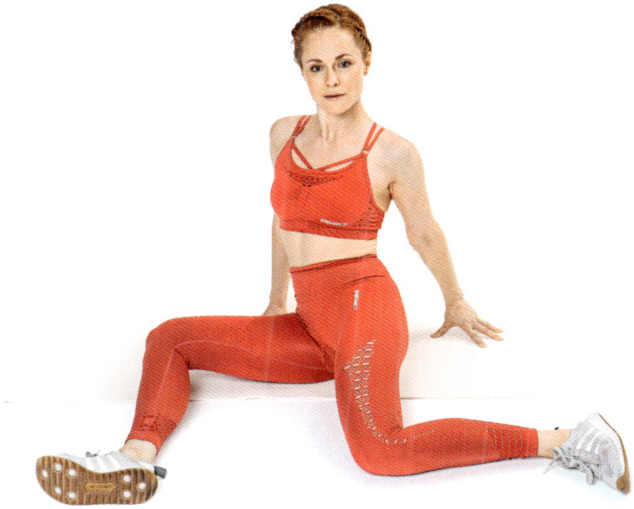

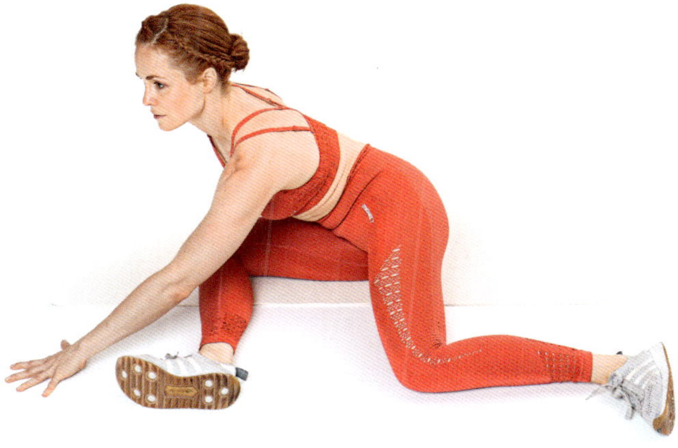

ATOMIC FROG

Was es bringt:

Der Atomic Frog ist eine sehr intensive Übung: Er öffnet deine Hüftgelenke beziehungsweise dehnt deine Adduktoren. Das wiederum ist für viele unserer Grundübungen im Kraftteil wichtig.

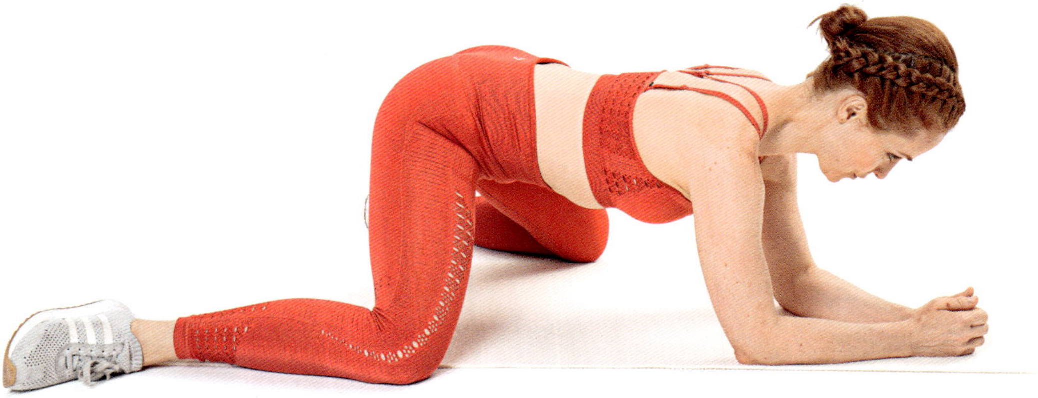

Wie es geht:

1. Du startest im Vierfüßlerstand und schiebst deine Knie so weit, wie du kannst, auseinander.
2. Beweg jetzt deine Hüfte in Richtung deiner Füße, und zwar so weit, bis du einen aushaltbaren, aber deutlichen Dehnschmerz spürst.
3. Achte darauf, dass du deinen Rücken flach hältst und du beim Schieben der Hüfte in Richtung deiner Füße keinen Buckel machst.
4. Mit der Ausatmung kannst du die Dehnung ein paarmal intensivieren. Optional kannst du deine Handgelenke ablegen und in den Unterarmstütz kommen.

Tipp:
Um Krämpfe zu vermeiden, solltest du dich langsam aus dieser Dehnung herausbewegen.

LUNGE MIT SCHULTERROTATION

Was es bringt:

Die Übung mobilisiert fast deinen gesamten Körper: deine Beine, deine Hüfte, den Rumpf und deine Schultern.

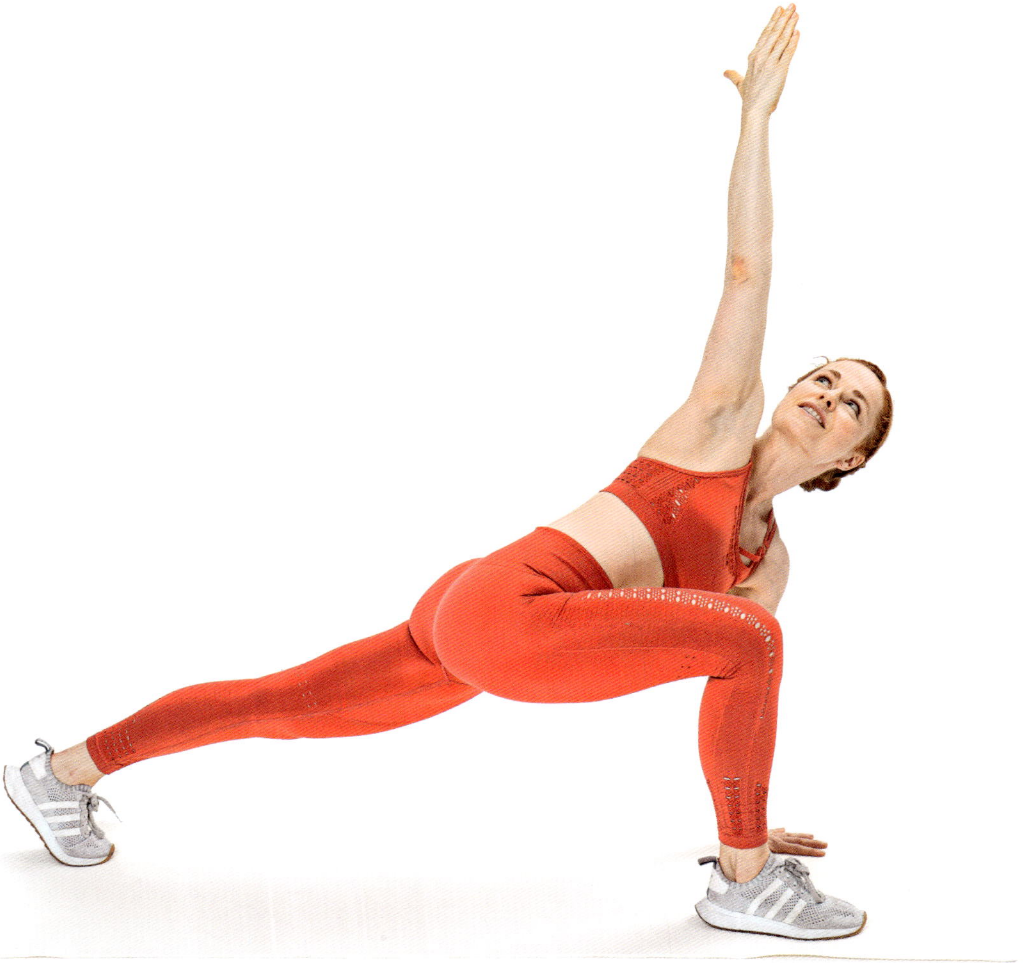

Wie es geht:

1. Stell dich schulterbreit hin und mach mit einem Bein einen großen Ausfallschritt nach vorn. Dein hinteres Bein ist dabei fast voll gestreckt.
2. Nun stützt du dich mit einer Hand auf Fußhöhe des vorderen Beins ab, und zwar entgegengesetzt (Sprinterposition). Wenn also dein rechter Fuß vorn steht, stützt du dich links ab.
3. Jetzt winkelst du den Arm auf der Seite des vorderen Beins an und versuchst, den Ellenbogen auf der Innenseite des vorderen Beins zum Boden zu bringen. Keine Sorge, wenn das nicht gleich funktioniert: Du wirst sehen, dass es dir von Mal zu Mal leichter fällt.
4. Weiter geht's! Dreh jetzt deinen Oberkörper auf, und zwar zur Seite des vorderen Beins. Strecke den Arm, den du gerade noch auf dem Boden hattest, in Richtung Decke. Dein Blick folgt deinem Arm und geht Richtung Hand.
5. Setz den Arm wieder ab und wechsel die Seite – als Könnerin gerne über eine High-Plank-Position (kennst du von Liegestützen).

DOWNWARD FACING DOG AND COBRA

Was es bringt:

Wenn du Yoga magst, wird dir diese Übungskombination bekannt vorkommen. Mit dem Herabschauenden Hund und der Kobra mobilisierst du die komplette Rück- und Vorderseite deines Körpers: Die Beine und den Rücken durch den Hund, die Bauchmuskeln, die Brust- und die Schultern durch die Kobra.

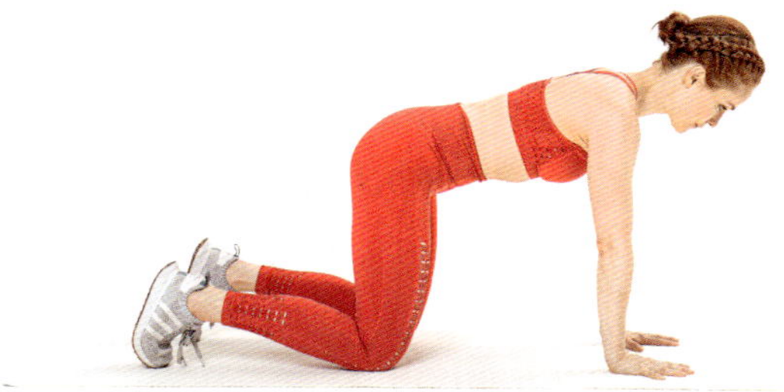

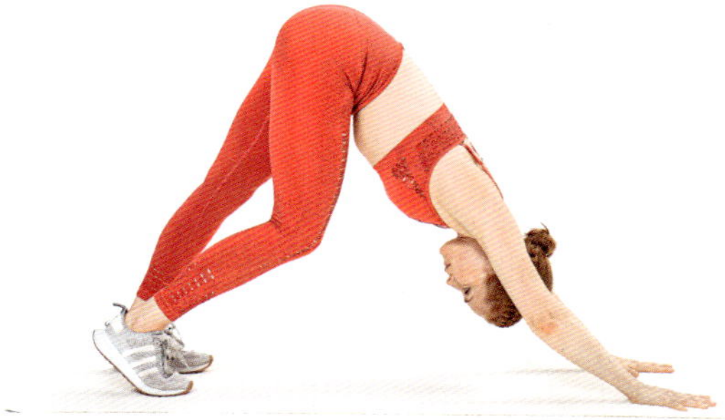

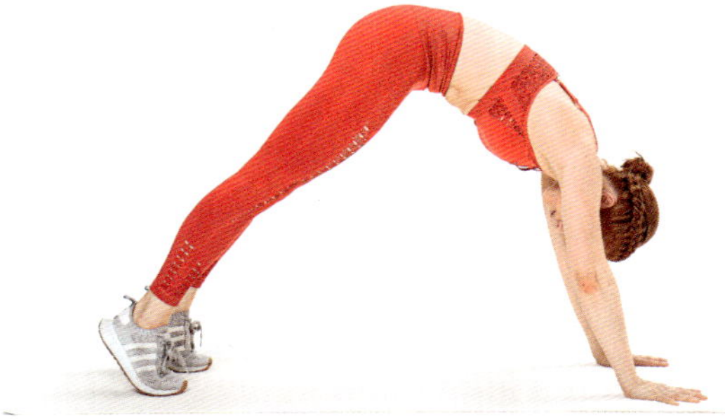

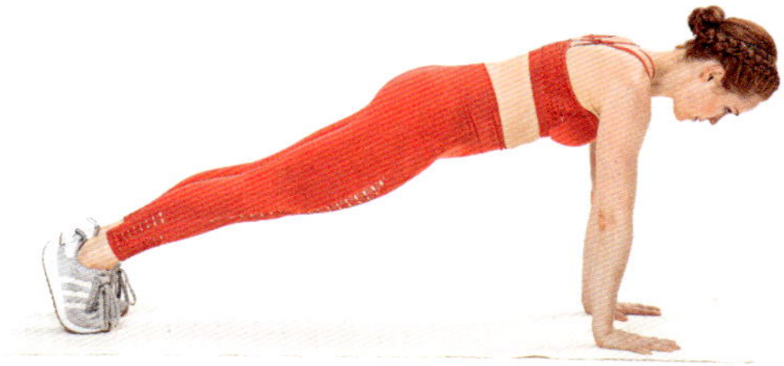

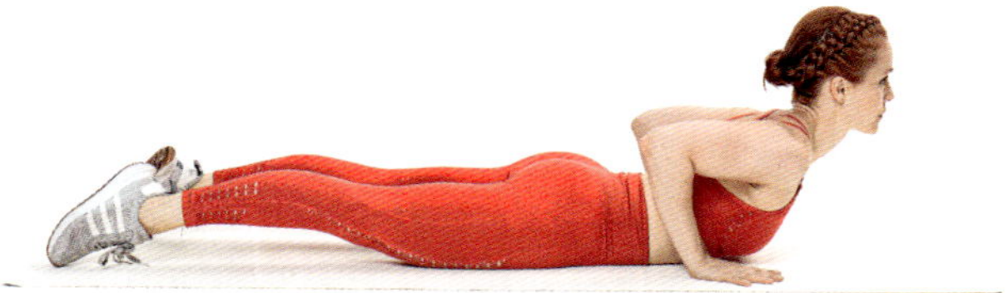

Wie es geht:

1. Starte im Vierfüßlerstand. Deine Hände sind gespreizt und befinden sich unter deinen Schultern. Deine Knie positionierst du unter deiner Hüfte.
2. Spann deinen Bauch an, richte den Blick zum Boden und stell deine Zehen auf.
3. Lös jetzt deine Knie vom Boden und schieb deinen Po nach oben. Den Kopf schiebst du gleichzeitig zwischen deine Arme. Willkommen im Herabschauenden Hund. Wichtig: Versuch, den Rücken schön in die Länge zu ziehen, der Po zeigt zur Decke und die Fersen schieben in Richtung Boden. Wenn du das Gefühl hast, dass dein Rücken dabei wieder rund wird, darfst du die Knie ruhig leicht beugen.
4. Halte diese Position für drei tiefe Atemzüge und schieb dich jetzt von hier aus in ein Brett. Der Körper ist jetzt ganz fest, die Handgelenke sind wieder unter deinen Schultern und den Bauchnabel ziehst du zur Wirbelsäule.
5. Setz jetzt deine Knie ab, schieb deine Brust und das Kinn in Richtung Boden und leg dich komplett ab.
6. Deine Hände sind jetzt in Brusthöhe, deine Fußsohlen drücken in den Boden und aus der Kraft deines Rückens heraus drückst du dich mit angewinkelten, eng am Körper liegenden Armen ein kleines Stück nach oben.
7. Achte darauf, dass dein Kopf in der Verlängerung der Wirbelsäule bleibt. Dein Blick geht also nur leicht nach oben und ist eher nach vorn gerichtet. Deine Schulterblätter ziehst du aktiv zusammen.
8. Um zu überprüfen, ob du wirklich aus deinem Rücken heraus arbeitest, kannst du die Hände vom Boden lösen.
9. Drücke dich jetzt über deine Knie zurück in den Herabschauenden Hund und starte von vorn.

LASS MUSKELN WACHSEN – KRAFTTRAINING

Kommen wir jetzt zum Herzstück deines Work-outs – den Kraftübungen. Ein Bodyweight-Training (mit Hilfsmitteln), wie du es mit unserem Programm absolvierst, hat viele Vorteile. Du kannst es überall durchziehen: zu Hause, im Hotel, in der Pause am Arbeitsplatz. Aber du solltest auf ein paar Dinge achten:

- Um deinen Trainingsfortschritt zu messen, empfehle ich dir, Notizen zu machen.
- Du schaffst die empfohlene Anzahl an Wiederholungen und Sätzen und bist noch nicht am Limit? Dann erhöh bitte nicht die Wiederholungszahl, sondern das Gewicht. Das ist deutlich effektiver. Nutz gefüllte Wasserflaschen, Kettlebells, Hanteln und Widerstandsbänder und forder deinen Körper so immer wieder aufs Neue.
- Achte aber bitte immer darauf, dass deine Übungsausführung stimmt. Technik geht immer vor! Wenn du zweifelst, ob du die Übung sauber ausführst, dann nimm sie doch mit dem Handy auf. Oder such dir einen Trainingspartner, der dich beim Work-out kontrolliert.
- Außerdem wichtig: Mehr ist nicht immer mehr – und das bezieht sich auf viele Aspekte deines Trainings. Hör bitte auf deinen Körper! Wenn er dir signalisiert, dass heute einfach nicht so viel drin ist, dann ist das so. Leistungsschwankungen sind völlig normal und du solltest sie nicht überbewerten! Denk außerdem bitte daran: Eine Stunde Training ist völlig ausreichend und auch wenn du total motiviert bist, solltest du nach spätestens 90 Minuten dein Training beenden. Dein Körper wird dann nämlich müde und das Verletzungsrisiko steigt. Gerade als Anfänger solltest du deinem Körper Zeit geben, sich an die neuen Belastungen zu gewöhnen.

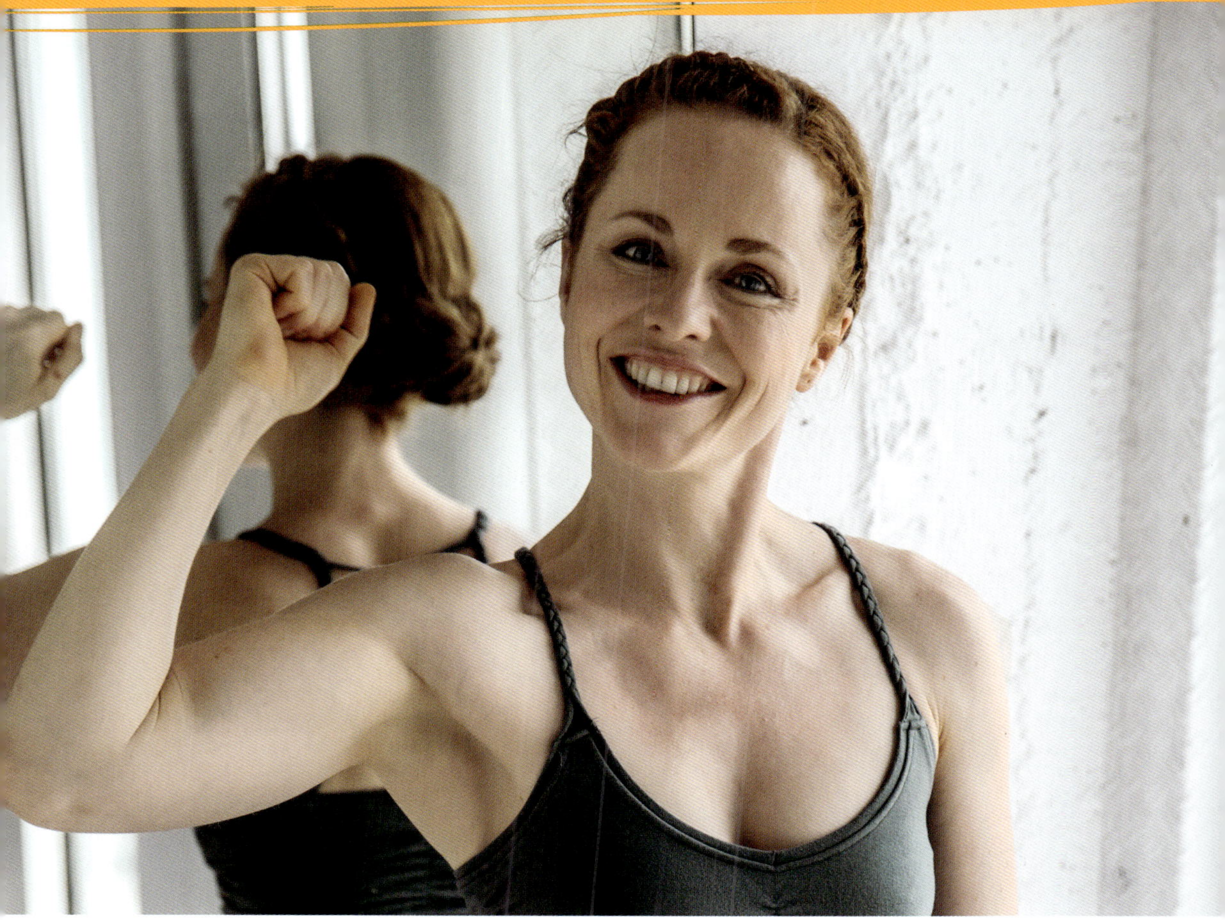

- Apropos Belastungen: Bitte trainier nicht, wenn du krank bist. Das versteht sich von selbst, oder? Schließlich ist dein Körper dann schon mit der Bekämpfung der Krankheit vollauf beschäftigt. Und auch wenn du Muskelkater hast, braucht dein Körper Ruhe. Schließlich wirst du nicht beim Training selbst muskulöser, sondern danach. In der Regenerationszeit repariert dein Körper kleine Mikrofaserrisse deiner Muskelzellen, die während des Trainings entstanden sind, und macht dich stärker. Und genau deshalb trainieren wir doch, oder? Klar ist es schön, wenn die Dellen am Po und an den Beinen sich in Luft auflösen, aber vor allem wünsche ich mir für dich eins: dass dein Selbstbewusstsein durch das Training steigt und du spürst, wie viel du schaffen kannst, wenn du nur willst.

SQUAT

Was es bringt:
Squats oder auch Kniebeugen trainieren vor allem deine vordere und hintere Oberschenkelmuskulatur, deinen Po und den Hüftbeuger. Schöne Nebeneffekte: Auch dein Rumpf arbeitet und deine Kniegelenke werden durch den Aufbau von Beinmuskulatur stabilisiert.

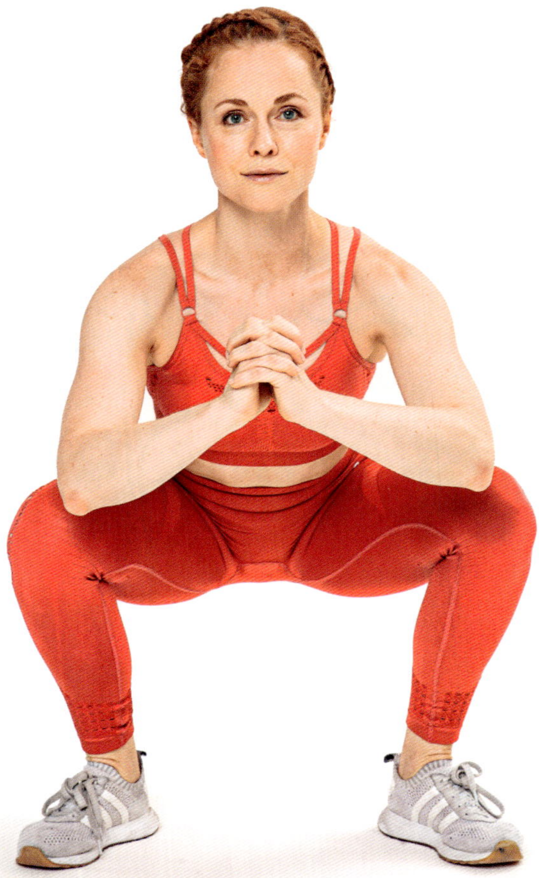

Wie es geht:

1. Stell dich aufrecht und schulterbreit hin und dreh deine Zehenspitzen leicht nach außen. Deine Arme sind ausgestreckt neben deinem Körper.
2. Spann jetzt den Bauch an und schieb deinen Po nach hinten, so als wolltest du dich hinsetzen. Deine Knie drückst du dabei ganz bewusst nach außen – deine Kniescheiben sollten immer in Richtung Zehenspitzen zeigen. Deine Arme winkelst du in der Abwärtsbewegung an und verschränkst die Handflächen vor der Brust.
3. Senk deinen Po mindestens bis auf Kniehöhe ab und schau nach vorn. Dein Rücken ist gerade und dein Bauch weiterhin angespannt.
4. Drück dich jetzt kraftvoll in deine Ausgangsposition zurück, nimm die Arme mit und streck sie in der Aufwärtsbewegung, bis sie wieder neben deinem Körper landen. Spann außerdem Beine, Po und Bauch an. Dann startest du von vorn.

Tipp:
Wenn du merkst, dass dir die Squats zu leicht werden, nimm eine Kettlebell oder eine Hantel in beide Hände.

SUMO SQUAT

Was es bringt:
Der Sumo Squat ist der große Bruder der Kniebeuge und legt den Fokus mehr auf die Innenseite deiner Oberschenkel, auf die sogenannten Adduktoren. Gleichzeitig trainierst du aber auch hier den Po, die hinteren Oberschenkelmuskeln und die Hüftbeuger.

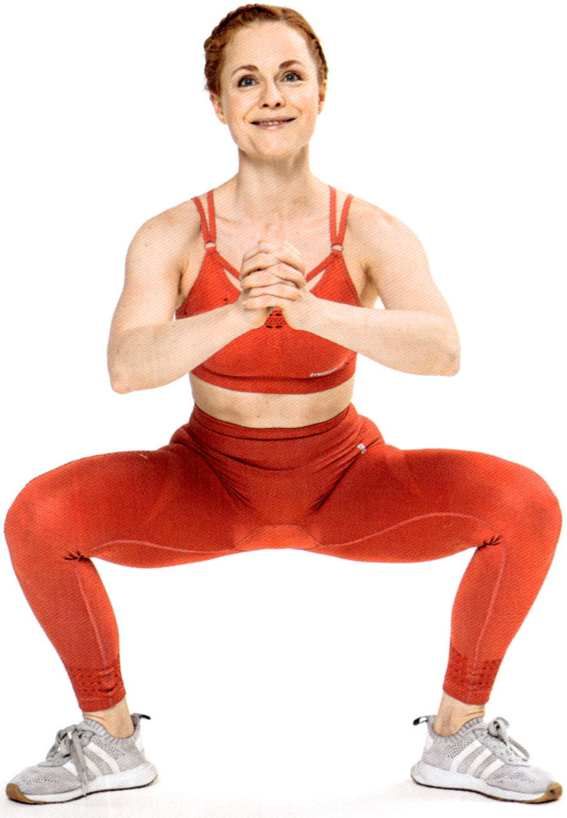

Wie es geht:

1. Öffne deine Beine deutlich mehr als schulterbreit und dreh Fußspitzen und Knie leicht nach außen. Die Hände faltest du vor der Brust.
2. Spann Po, Bauch und Oberschenkel an und geh in die Hocke, bis deine Oberschenkel parallel zum Boden sind.
3. Denk daran, deine Knie ganz bewusst nach außen zu drücken und den Rumpf nicht zu beugen.
4. Drück dich zurück in die Ausgangsposition und spann wieder Po, Bauch und Oberschenkel an. Deine Arme nimmst du mit und führst sie ausgestreckt zurück neben deinen Körper.

Tipp:
Wenn dir Sumo Squats mit dem eigenen Körpergewicht zu leicht werden, trainiere mit Gewichten.

PISTOL SQUAT

Was du brauchst:

einen Stuhl

Tipp:
Der Pistol Squat ist eine der anspruchsvollsten Bodyweight-Übungen für die Beine, die es gibt. Verzweifel also nicht, wenn du die Übung nicht sofort schaffst. Wähl in diesem Fall einfach einen etwas höheren Stuhl oder einen Tisch.

Was es bringt:

Der Pistol Squat trainiert deine Beinvorder- und Rückseiten, aber auch deinen Po und deine Hüftbeuger. Er fördert außerdem deine Koordination, deine Beweglichkeit in Hüft- und Sprunggelenk und deine Kniestabilität.

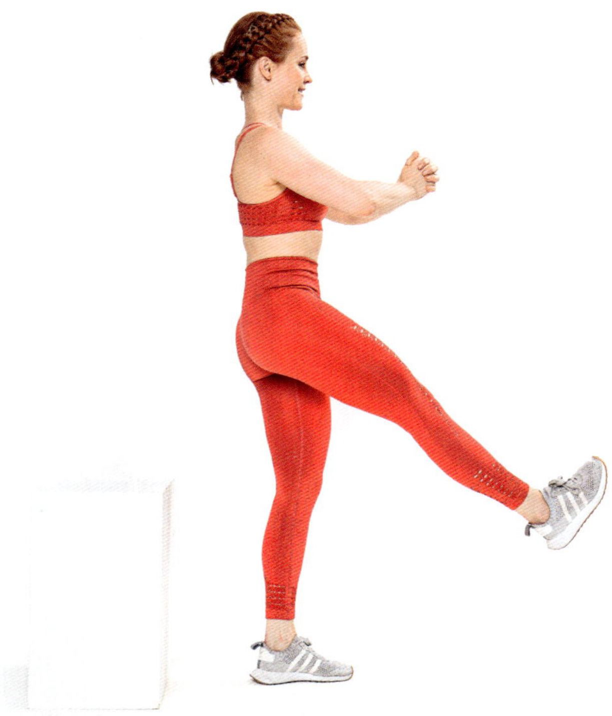

Wie es geht:

1. Stell dich vor einen Stuhl und verlager dein Gewicht auf ein Bein. Das andere Bein hebst du gestreckt an.
2. Halte deine Hände vor der Brust zusammen.
3. Schieb dich jetzt mit deinem Po in Richtung Stuhl und achte darauf, dass du dich nicht fallen lässt. Dein Bauch ist fest und dein Rücken gerade.
4. Du sitzt? Perfekt! Jetzt musst du es nur schaffen, wieder aufzustehen. Das gestreckte Bein bleibt in der Luft und du versuchst, dich mit deinem Standbein mit möglichst wenig Schwung wieder nach oben zu drücken. Der Rücken bleibt gerade, aber deinen Oberkörper musst du nach vorne lehnen, um nach oben zu kommen.

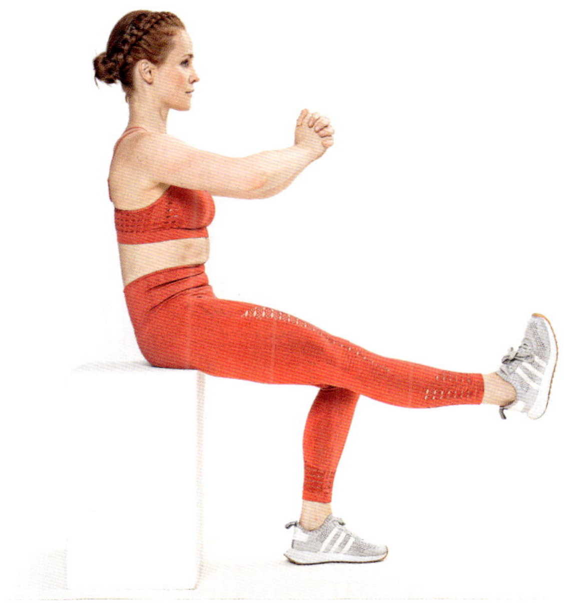

BULGARIAN SPLIT SQUAT

Was du brauchst:

einen Stuhl oder eine Couch; Fortgeschrittene nehmen noch Hanteln dazu

Was es bringt:

Beim Bulgarian Split Squat trainierst du vor allem deine Oberschenkelvorderseiten und deinen Po. Aber auch deine Koordination ist bei dieser Variante des Squats gefragt.

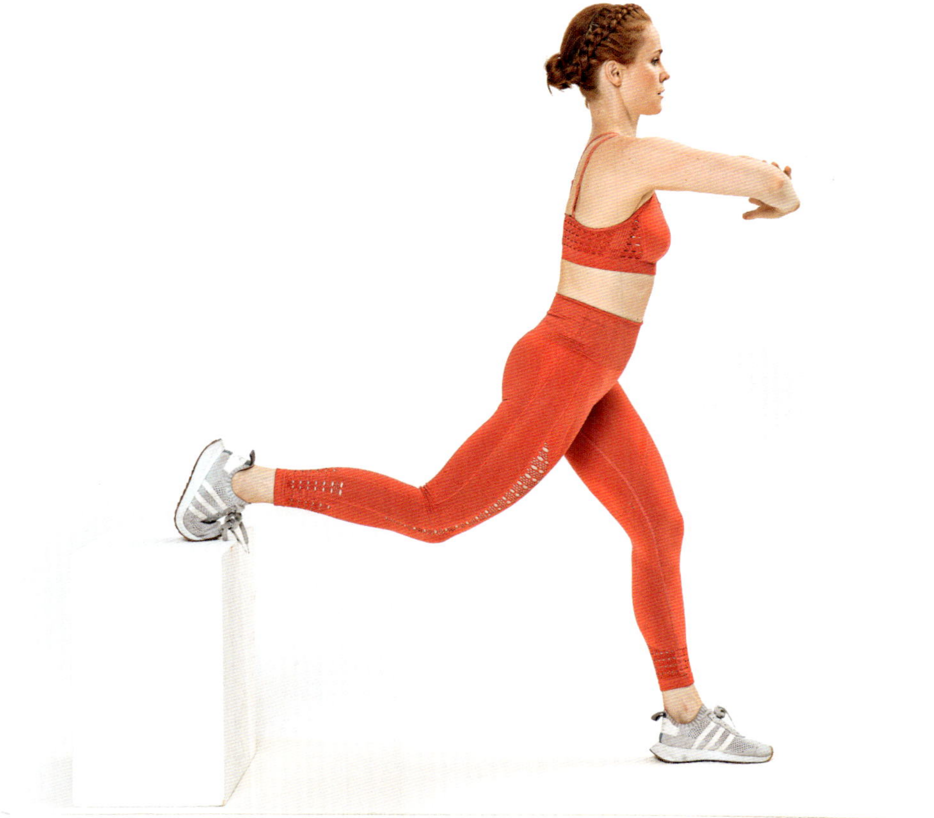

Wie es geht:

1. Stell dich vor einen Stuhl und leg ein Bein nach hinten darauf ab. Das andere Bein steht vor dem Stuhl, und zwar nicht direkt vor dem abgelegten Bein, sondern schulterbreit daneben.
2. Achte darauf, dass dein Oberkörper aufrecht bleibt, und zieh deine Schultern aktiv nach hinten. Deine Unterarme verschränkst du parallel zum Boden in der Luft oder faltest die Hände auf Brusthöhe.
3. Beug dein Standbein jetzt langsam, bis dein hinteres Knie fast den Boden berührt. Po und Bauch sind angespannt. Wichtig: Das vordere Knie aktiv nach außen drücken, damit es nicht nach innen wandert.
4. Schieb dich aus dieser Position wieder nach oben und achte darauf, dass du vor allem aus deinem vorderen Bein heraus arbeitest.

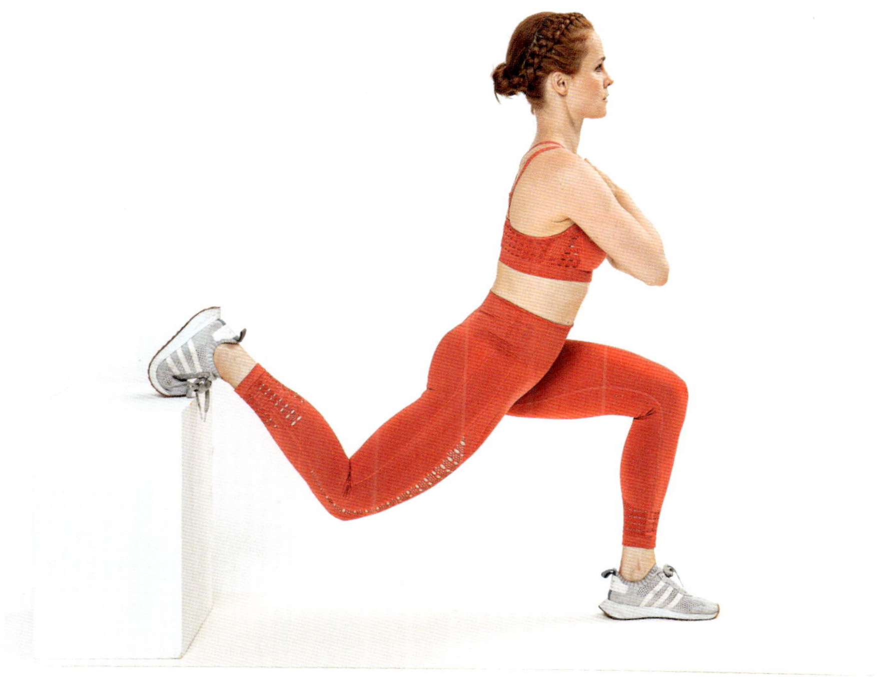

GOOD MORNING

Was du brauchst:

Für diese Übung kannst du dir optional eine Holzstange dazunehmen.

Was es bringt:

Mit den Good Mornings trainierst du vor allem deinen Po, deinen Rücken und deine Beinrückseiten.

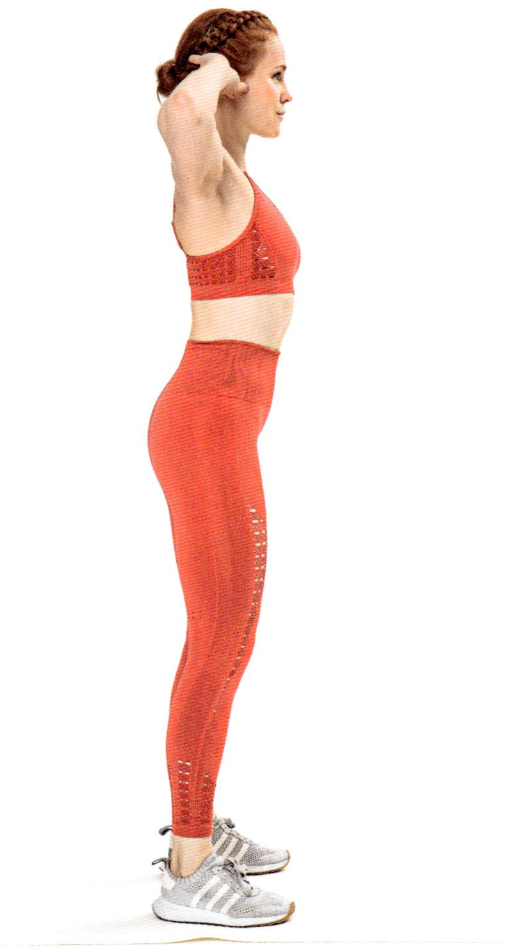

Tipp:
Wenn du diese Übung mit einem Holzstab durchführen möchtest, legst du diesen einfach im Nacken ab, umgreifst die Stange, schiebst die Schulterblätter aktiv zusammen und führst die Übung wie oben beschrieben durch.

Wie es geht:

1. Steh aufrecht, hüftbreit und verschränk deine Arme im Nacken. Deine Knie sind leicht gebeugt und deine Schulterblätter ziehst du aktiv nach unten. Dein Blick geht nach vorn.
2. Beug den Oberkörper Richtung Boden und schieb deinen Po nach hinten. Dein Rücken bleibt während der gesamten Übung gerade. In deiner Endposition bist du angekommen, wenn sich dein Oberkörper parallel zum Boden befindet.
3. Schieb jetzt die Hüfte wieder nach vorn und richte dich auf. Bauch, Beine und Po spannst du noch einmal ganz bewusst an. Du endest in der Startposition und beginnst wieder von vorn.

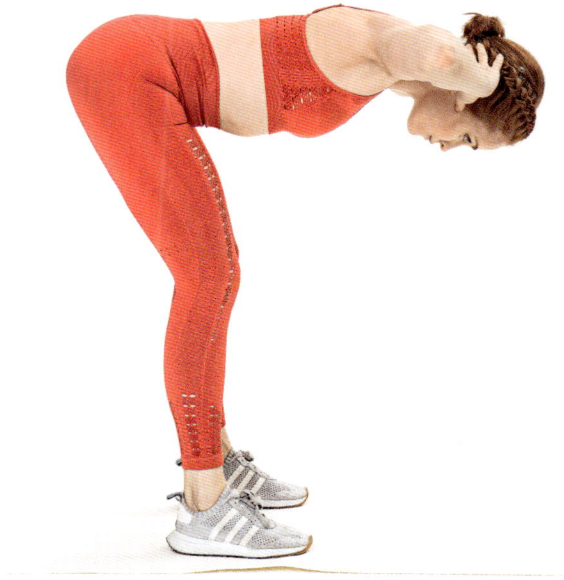

DEADLIFT

Was du brauchst:
Für den Deadlift brauchst du zwei Wasserflaschen, zwei Kurzhanteln oder einen Holzstab.

Was es bringt:
Der Deadlift trainiert deine Beine (vor allem die hintere Beinmuskulatur), deinen Po und deinen Rücken.

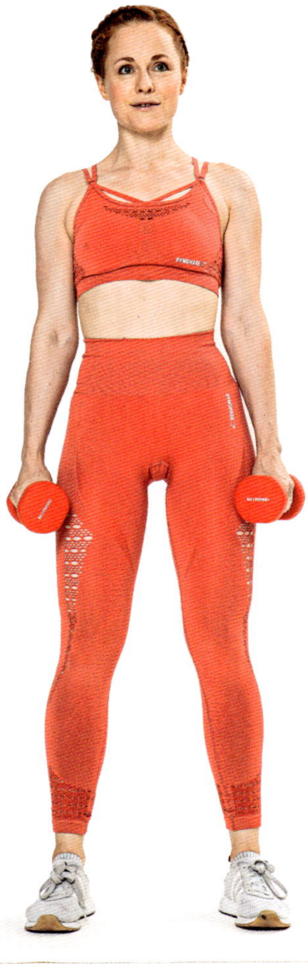

Wie es geht:

1. Schnapp dir deine Wasserflaschen, Hanteln oder deinen Holzstab und stell dich aufrecht und etwa hüftbreit hin.
2. Schieb deinen Oberkörper nach vorne und achte darauf, dass du deinen Rumpf angespannt lässt. Deine Knie sind leicht angewinkelt; die Flaschen, Hanteln oder den Holzstab führst du eng am Körper.
3. Die Endposition hast du erreicht, wenn dein Oberkörper sich parallel zum Boden befindet. Die Arme sind gestreckt.
4. Richte dich jetzt wieder auf. Wichtig: Deinen Kopf nimmst du mit. Er ist immer in Verlängerung deiner Wirbelsäule.

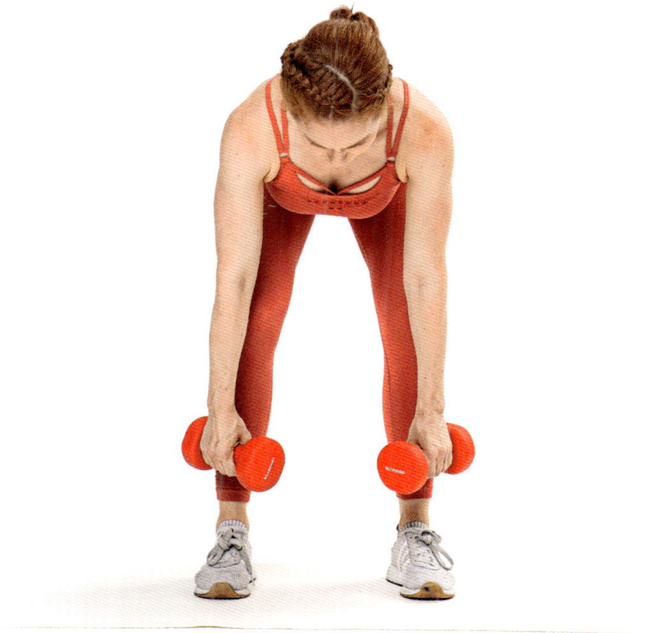

SINGLE-LEG-DEADLIFT

Was du brauchst:

Für diese Variante des Deadlifts benötigst du eine Wasserflasche, eine Hantel oder eine Kettlebell.

Was es bringt:

Wie auch schon beim „großen" beidseitigen Bruder, dem Deadlift, trainierst du beim Single-Leg-Deadlift vor allem deine hintere Beinmuskulatur, deinen Po und den Rückenstrecker. Zusätzlich ist der Single-Leg-Deadlift aber auch eine tolle Übung, um deine Koordination und deine Stabilität zu verbessern.

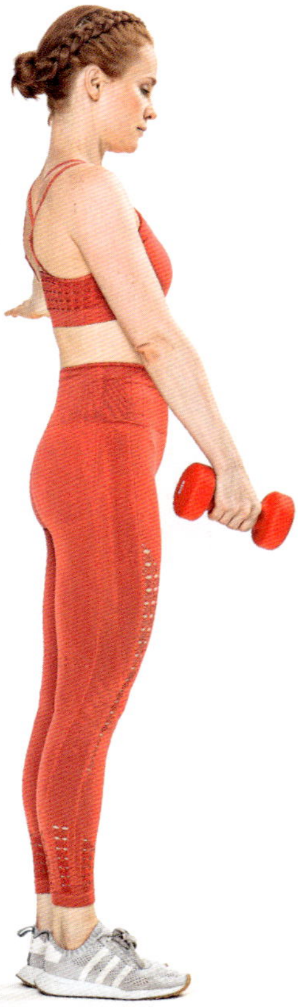

Tipp:

Achte drauf, dass du diese Übung langsam und ohne Schwung ausführst. Bitte im Zweifel einfach einen Freund oder eine Freundin, dich dabei zu filmen oder zu beobachten, um herauszufinden, ob du die Übung sauber durchführst.

Wie es geht:

1. Greif dir deine Wasserflasche, die Kettlebell oder deine Hantel und stell dich hüftbreit hin.
2. Verlager dein Gewicht auf ein Bein und beug es leicht.
3. Das andere Bein schiebst du jetzt gestreckt nach hinten und dein Gerät, das du auf der Seite des Standbeins hältst, führst du Richtung Boden. Den anderen Arm kannst du zur Seite ausstrecken, um das Gleichgewicht besser zu halten.
4. Achte darauf, dass dein Rücken gerade bleibt. Deine Hüfte sollte sich außerdem möglichst wenig drehen: Zeigen beide Hüftknochen nach vorn, stehst du richtig.
5. Wenn dein Rücken und dein Bein sich ausgestreckt parallel zum Boden befinden, hältst du diese Position für einen Moment, bewegst dich langsam zurück in deine Ausgangsposition und startest von vorn.

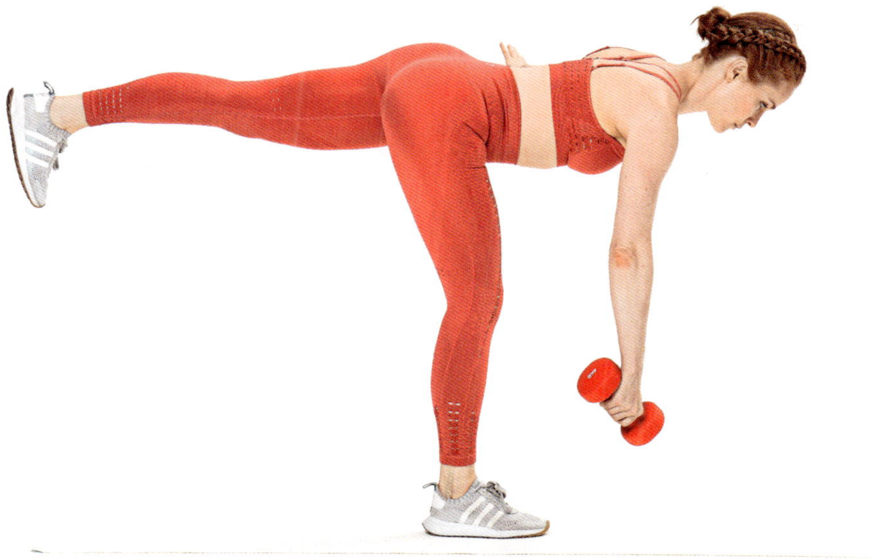

LEG RAISE

Was du brauchst:
einen Stuhl, an dem du dich festhalten kannst

Was es bringt:
Diese Übung widmet sich vor allem deiner Rückseite: Dein Po und deine hintere Oberschenkelmuskulatur werden vorrangig trainiert.

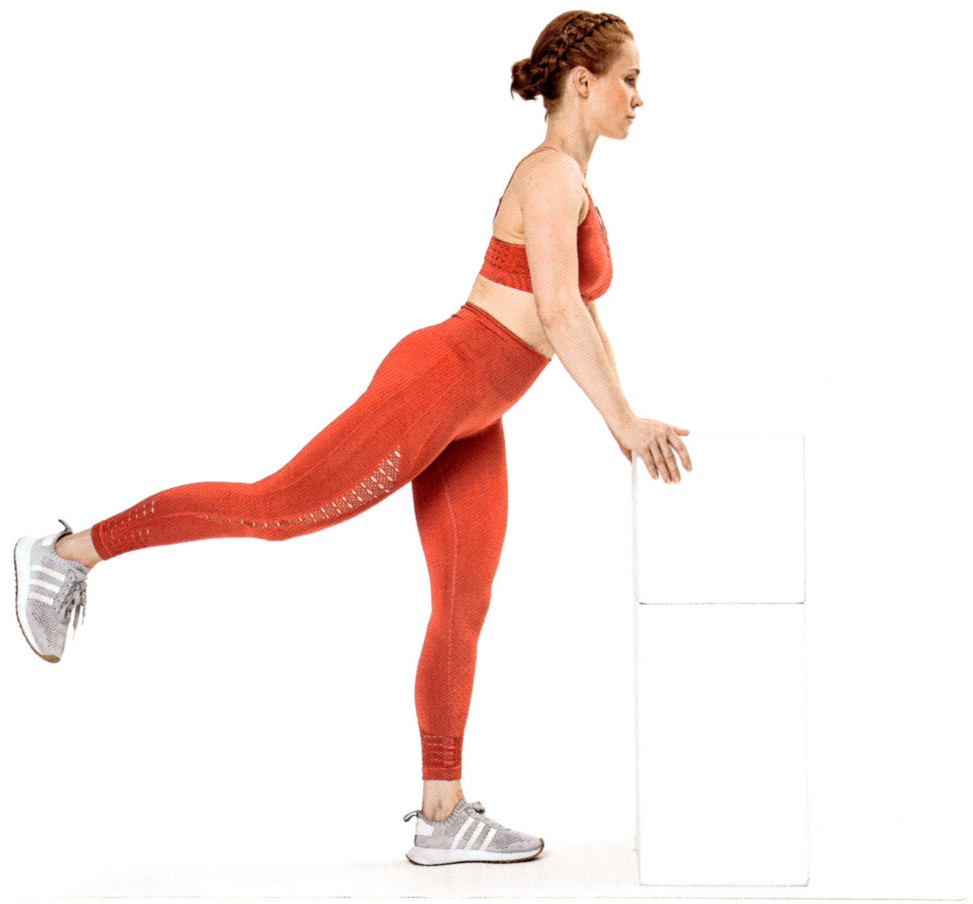

Wie es geht:

1. Stell dich etwa 50 Zentimeter vor deinen Stuhl und stütz dich an der Kante ab.
2. Verlager jetzt dein Gewicht auf ein Bein und führ das andere, so weit wie du kannst, nach hinten oben. Dein Bauch ist dabei fest und dein Rücken gerade. Deine Zehen ziehst du währenddessen in Richtung Schienbein und die Hüftknochen zeigen nach vorn.
3. Senk das Bein, ohne es komplett abzusetzen, und heb es wieder.

Natürlich solltest du selbst entscheiden, wann du deine Work-outs durchziehst. Mehr Benefits hast du aber tatsächlich, wenn du dich schon morgens zum Sporteln durchringst! Warum? Weil unser Cortisollevel zwischen 6 Uhr und 8 Uhr besonders hoch ist und Cortisol das Hormon ist, das uns schnell Energie zur Verfügung stellt. Wenn du dich also durchringen kannst – stell dir den Wecker und leg los! Studien beweisen außerdem, dass Schwitzen am frühen Morgen deine kognitive Leistung mehr als verdoppelt. Das wird auch deinen Chef freuen!

LUNGE

Was es bringt:

Der Ausfallschritt gehört zu den tollsten Übungen, die du machen kannst, denn du trainierst nicht nur deine Beine und deinen Po, sondern unter anderem auch deine Stabilität im Rumpf und deine Koordination.

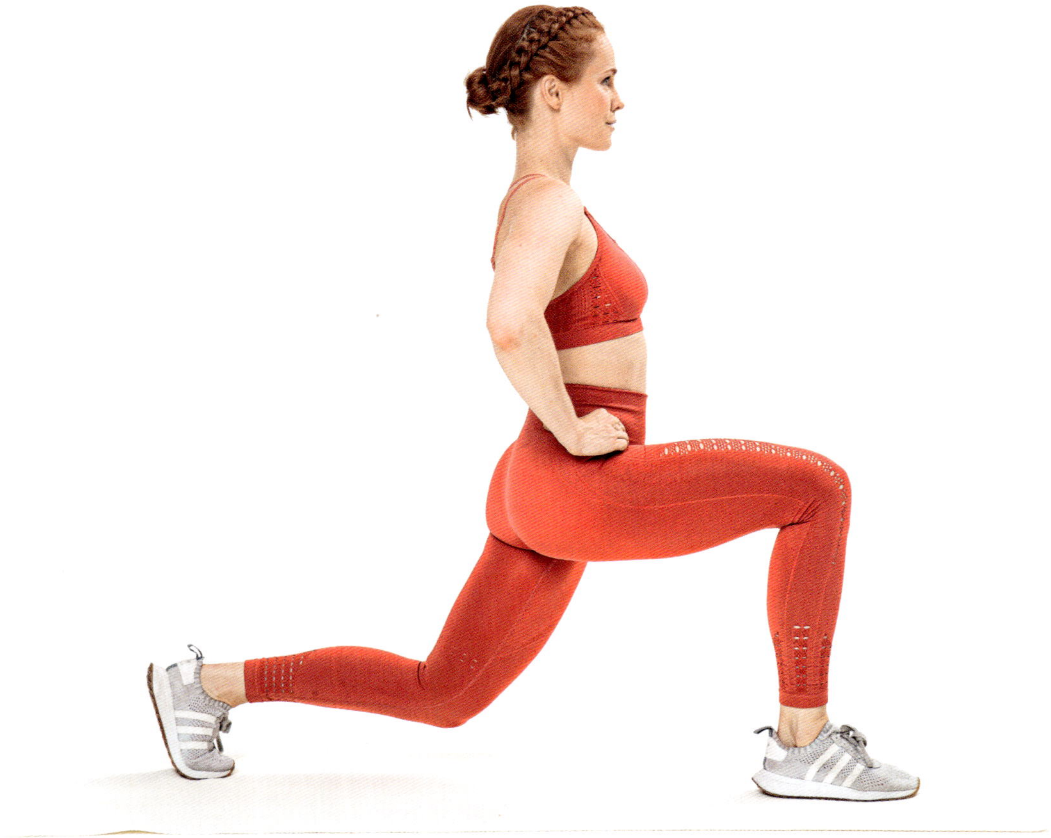

Wie es geht:

1. Stell dich hüftbreit auf, leg die Hände auf die Hüften und schau geradeaus.
2. Jetzt machst du einen großen Schritt nach vorn und beugst deine Knie. Wichtig: Der Oberkörper schiebt dabei nicht nach vorn, sondern bleibt aufrecht.
3. Deine Endposition ist erreicht, wenn sich dein vorderer Oberschenkel parallel zum Boden befindet und dein hinteres Bein fast den Boden berührt. Das Knie des vorderen Beins befindet sich idealerweise über deinem Sprunggelenk. Den Winkel im hinteren Bein kannst du hier bei Bedarf gerne noch verkleinern.
4. Verharr kurz in dieser Position und drück dich jetzt aktiv aus dem vorderen Fuß wieder in die Ausgangsstellung zurück.
5. Jetzt wechselst du das Bein und startest einfach wieder von vorn.

Bodyweight ist super!
Vielleicht fragt dich eine Freundin oder eine Kollegin süffisant, ob du jetzt nur noch zu Hause mit eigenem Körpergewicht und ohne viel Equipment trainierst und ob das wirklich reicht. Dann antwortest du: „Aber sicher!"
Bodyweight-Einheiten haben viele Vorteile und sind viel funktioneller als bloßes Gerätetraining. Sie machen uns deutlich fitter für den Alltag: Dinge vom Boden aufheben, Möbel rücken, Kisten schleppen – beim nächsten Umzug bist du der Star!

SIDE LUNGE

Was es bringt:

Auch der Side Lunge trainiert deine Beine und deinen Po, legt aber zusätzlich den Fokus auf die Beininnenseiten.

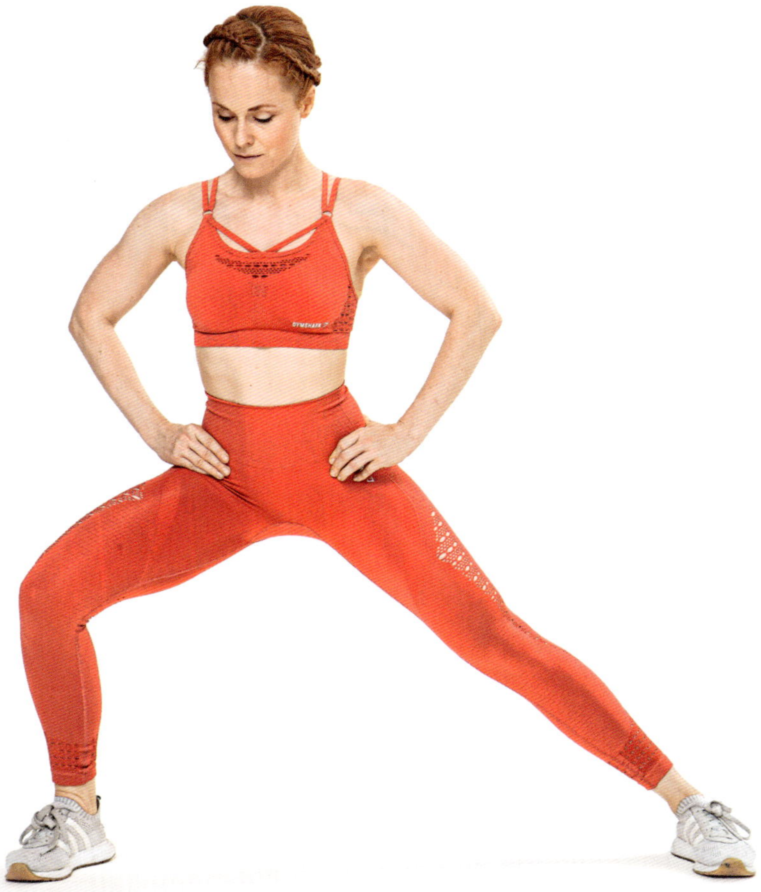

Wie es geht:

1. Deine Startposition ist der aufrechte, hüftbreite Stand. Leg deine Hände auf die Hüften oder – wenn dir das lieber ist – überkreuz deine Arme vor der Brust.
2. Verlager deinen Körperschwerpunkt jetzt zu einer Seite und mach einen großen Schritt in genau diese Richtung.
3. Deinen Po kannst du leicht nach hinten schieben, der Oberkörper geht leicht nach vorn und dein Rücken bleibt gerade.
4. Das Bein, das den Schritt zur Seite gemacht hat, beugst du 90 Grad und dein Knie schiebt in Richtung Fußspitze. Achte darauf, dass es weder nach innen noch nach außen wegkippt. Dein Schritt sollte außerdem so groß sein, dass im gebeugten Knie kein spitzer Winkel zwischen Ober- und Unterschenkel entsteht.
5. Das andere Bein bleibt gestreckt und du drückst dich aus der Außenkante des Fußes vom Boden zur Seite weg.
6. Kehr in die Ausgangsposition zurück und wechsel das Bein.

CURTSY LUNGE

Was es bringt:

Der Curtsy Lunge, also der überkreuzte Ausfallschritt, trainiert deine Oberschenkelmuskulatur – die vordere, äußere und innere – und deinen Po.

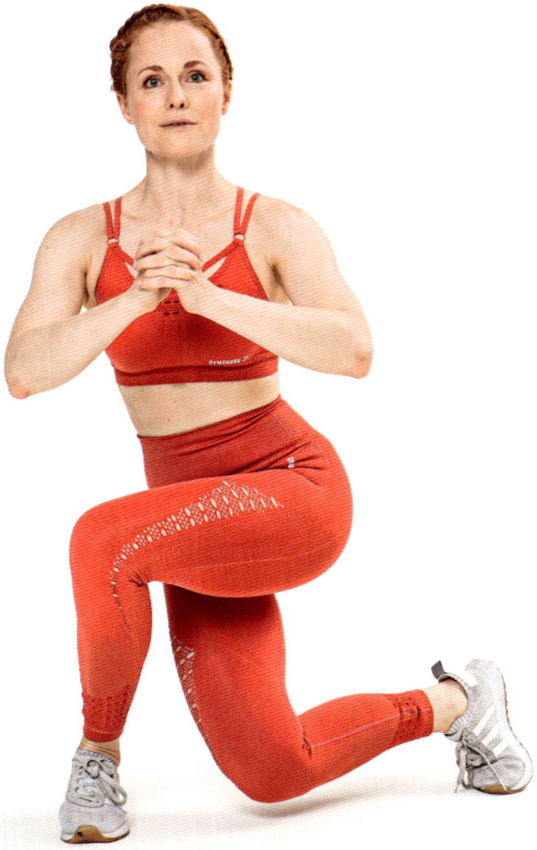

Wie es geht:

1. Auch beim überkreuzten Ausfallschritt startest du in aufrechter, hüftbreiter Position. Deine Arme kannst du wieder vor der Brust verschränken oder aber du legst die Hände ineinander und hältst sie vor der Brust.
2. Verlager dein Gewicht jetzt auf ein Bein und heb das andere an. Mach einen schrägen, gekreuzten Schritt nach hinten mit diesem Bein und setz die Zehen auf.
3. Das vordere Bein ist gebeugt und deinen Po schiebst du nach hinten.
4. Das hintere Bein hältst du kurz über dem Boden und dein Oberkörper bleibt aufrecht.
5. Drücke dich nun wieder nach oben, komme zurück in die Ausgangsposition und wechsel die Seite.

Jungbrunnen Sport

Du hast Probleme, dich dauerhaft zu motivieren, und fängst schon an zu schwitzen, während du dieses Buch nur anschaust? Vielleicht motiviert dich Folgendes: Sport hält dich tatsächlich jung! Das kommt daher, dass Sport Auswirkungen auf die sogenannten Mitochondrien, die Kraftwerke unserer Zellen hat. Durch regelmäßige Bewegung wird die Kapazität dieser Mitochondrien gesteigert und Zelldefekte werden besser repariert. Das wiederum – da sind sich Forscher einig – sorgt für ein lang anhaltendes junges Aussehen. Überzeugt?

LYING HIP RAISES

Was du brauchst:
Damit du dich nicht auf den harten Boden legen musst, kannst du gerne eine Matte oder ein Handtuch unterlegen.

Was es bringt:
Beim Beckenheben trainierst du vor allem deine hintere Beinmuskulatur, deinen Po und deinen Hüftstrecker. Aber auch deine Waden und dein Bauch müssen ran.

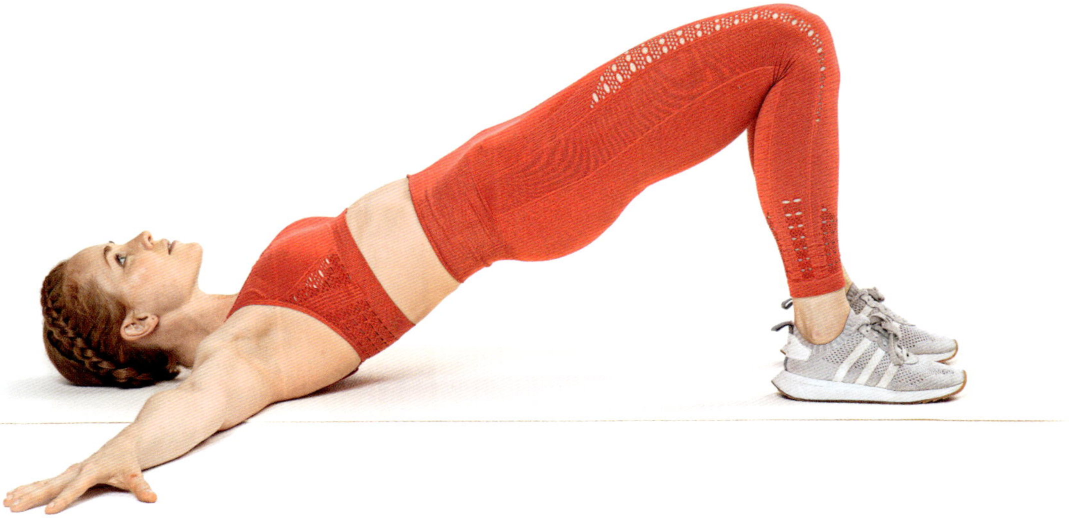

Wie es geht:

1. Leg dich mit dem Rücken auf deine Matte oder dein Handtuch und winkel deine Beine an. Deine Füße stellst du hüftbreit auf, positionierst sie idealerweise unter deinen Knien und deine Arme streckst du zur Seite aus und legst sie ab.
2. Heb dein Becken an und schieb es so weit nach oben, bis deine Oberschenkel und dein Oberkörper eine Linie bilden.
3. Halte diese Position für 1 Sekunde und senk das Becken jetzt wieder langsam. Leg es aber nicht ab, sondern stopp kurz über dem Boden und starte dann von vorn.

Tipp:
Du schaffst deine Wiederholungen und willst mehr? Schwieriger wird diese Übung, wenn du sie einseitig durchführst. Dafür legst du einfach ein Bein angewinkelt auf den Oberschenkel des anderen Beins oder du streckst ein Bein und hältst es während der gesamten Übung ausgestreckt in der Luft.

LYING LEG LIFT

Was du brauchst:

Damit es nicht unangenehm wird, nimm dir eine Matte oder dein Handtuch.

Was es bringt:

Beim Lying Leg Lift trainierst du die komplette Beinrückseite und deinen Po.

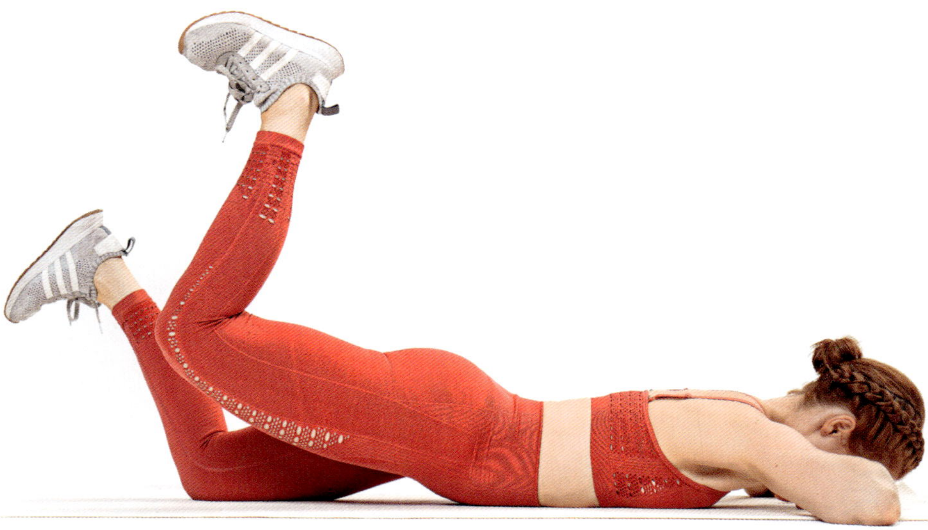

Wie es geht:

1. Leg dich mit dem Bauch auf deine Matte oder dein Handtuch und verschränke deine Arme unter dem Kopf. Deinen Kopf hebst du leicht an – der Blick geht aber zum Boden.
2. Winkel jetzt beide Beine so an, dass deine Fußsohlen zur Decke zeigen und deine Ober- und Unterschenkel einen 90-Grad-Winkel bilden.
3. Schieb nun eins der Beine – so weit, wie du kannst – in Richtung Decke. Achte aber darauf, dass es angewinkelt bleibt.
4. Halte dein Bein für einen Augenblick in der obersten Position und führ es dann wieder in die Ausgangsposition zurück. Wenn du alle Wiederholungen geschafft hast, wechselst du das Bein.

Tipp:
Solltest du es mal nicht schaffen, auf deine geplanten Trainingseinheiten zu kommen – Kinder krank, Job stressig, Urlaub zu schön –, mach dich ja nicht verrückt. Klar ist es wichtig, dass du dein Programm nicht schleifen lässt, um Erfolge zu feiern, aber Sport sollte niemals in Stress ausarten. Was du an solchen Tagen gegen das schlechte Gewissen tun kannst? Mehr Alltagsbewegung, auch NEAT (Non-Exercise Activity Thermogenesis) genannt. Heißt: Zur Arbeit laufen, statt in den Bus zu springen, Fahrstühle vermeiden und dafür Treppen nehmen oder auch einfach mit der besten Freundin zu Lieblingssongs durchs Wohnzimmer tanzen, statt zusammen auf der Couch zu sitzen, um das 98. Mal *Dirty Dancing* zu schauen.

SIDE LYING LEG LIFT

Was du brauchst:

Damit du es etwas bequemer hast, kannst du dich auf eine Matte oder dein Handtuch legen.

Was es bringt:

Diese Übung trainiert deinen Po und deine seitliche Beinmuskulatur.

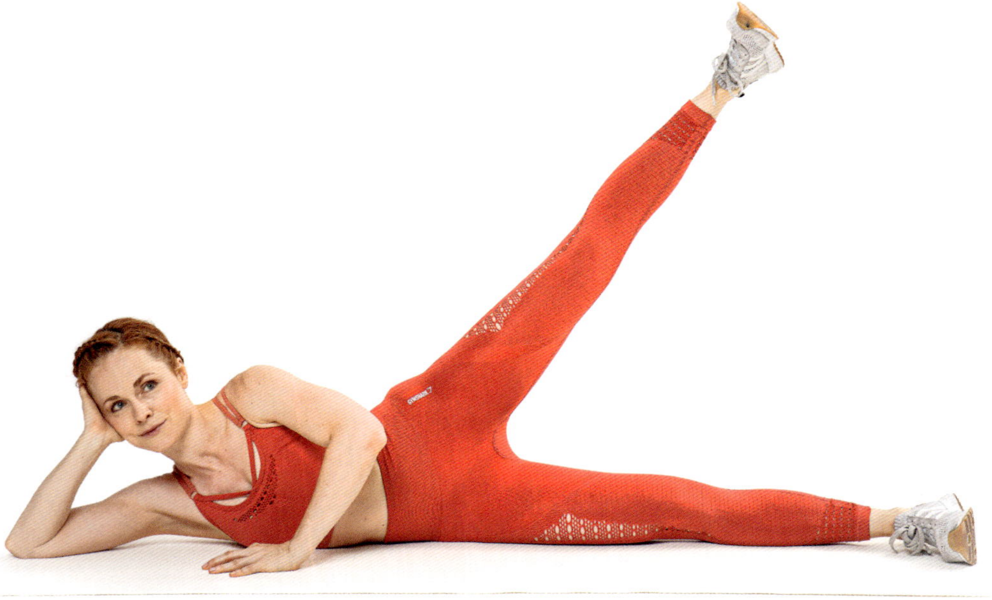

Wie es geht:

1. Leg dich seitlich auf deine Matte.
2. Deine obere Hand platzierst du vor dem Körper und mit der anderen stützt du deinen Kopf ab. Dein Körper bildet eine Linie.
3. Führ jetzt dein oberes, gestrecktes Bein kontrolliert und ohne Schwung in Richtung Decke.
4. Halte die Position für ein paar Sekunden und achte darauf, dass deine Hüfte und dein Oberkörper nicht ausweichen, sondern in einer Linie bleiben.
5. Führ dein Bein jetzt langsam wieder in die Ausgangsposition zurück – ohne es allerdings ganz abzulegen. Wenn du alle Wiederholungen geschafft hast, wechselst du die Seite.

Tipp:
Wenn du die Übung mit allen Wiederholungen locker schaffst, kannst du sie schwieriger gestalten, indem du ein Widerstandsband an deinen Knöcheln befestigst.

SIDE LYING INNER LEG LIFT

Was du brauchst:

Damit es bequem ist, legst du dich auf deine Matte oder dein Handtuch.

Was es bringt:

Hier trainierst du gezielt die innere Seite deiner Oberschenkel.

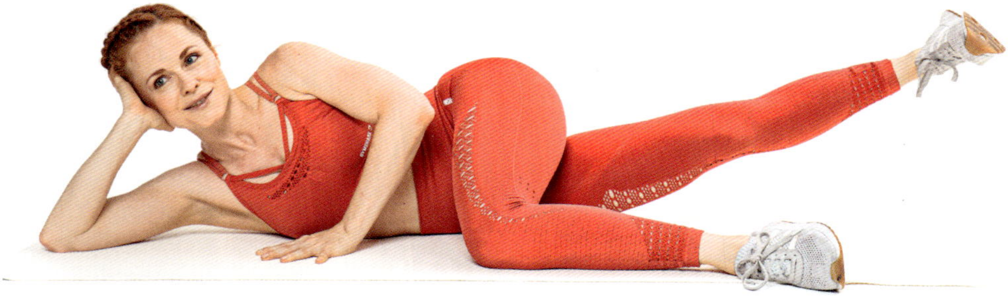

Wie es geht:

1. Leg dich auf eine Seite und positionier deine Beine übereinander.
2. Deinen Kopf stützt du mit der Hand ab oder legst ihn auf deinen ausgestreckten Arm.
3. Dein oberes Bein ziehst du jetzt an und legst es vor dem Körper ab.
4. Dein unteres Bein führst du kontrolliert und in voller Streckung nach oben. Die Ferse ist nach unten durchgedrückt und deine Fußspitzen zeigen nach oben.
5. Verharre einen Moment in der obersten Position und führ das Bein dann langsam wieder zum Boden, ohne es abzulegen.
6. Wenn du deine Wiederholungen geschafft hast, drehst du dich auf die andere Seite und beginnst von vorn.

Can you already feel it?
Sport macht stark – und ich rede nicht nur von deinen Muskeln. Laut einer europaweiten Umfrage eines großen Sportlabels stärkt Sport auch ganz klar das Selbstbewusstsein. Warum? Weil regelmäßiges Training unsere Leistungsfähigkeit erhöht und sich das verdammt gut anfühlt. Mental und psychisch gestärkt, erhöhen sich so auch unsere Erfolgschancen – zum Beispiel im Job. Und das wiederum ist auch ein echter Ego-Booster.

DONKEY KICKS

Was du brauchst:

Eine Matte oder ein Handtuch sorgen dafür, dass deine Knie bei dieser Übung nicht wehtun.

Was es bringt:

Dein Po steht bei dieser Übung klar im Fokus, braucht bei dieser Übung aber etwas Hilfe von deiner Oberschenkelmuskulatur, deinem Bauch und deinem Rückenstrecker.

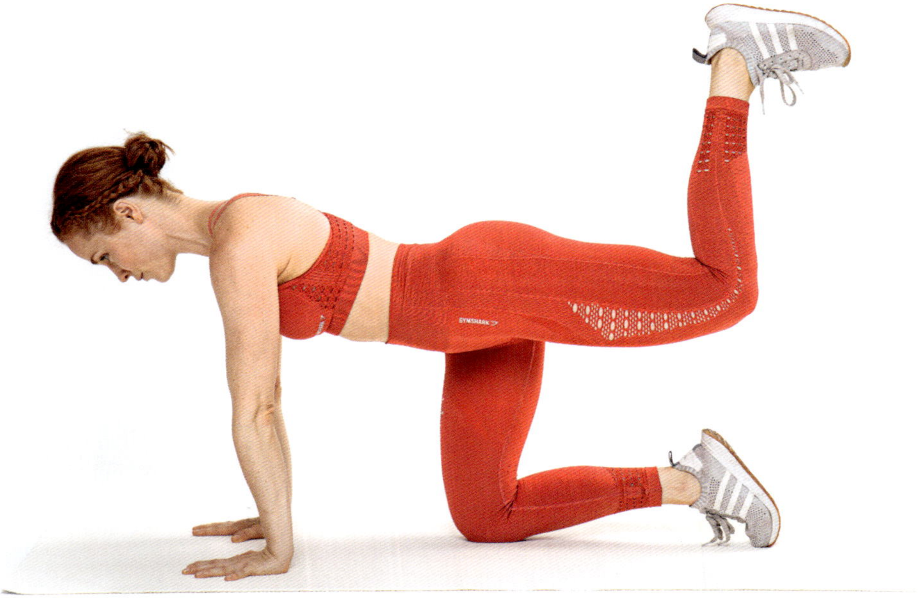

Wie es geht:

1. Geh in den Vierfüßlerstand und stütz dich mit gestreckten Armen ab. Deine Handgelenke sind genau unter deinen Schultern und deine Knie unter der Hüfte.
2. Zieh den Bauchnabel in Richtung Wirbelsäule und achte darauf, dass dein Rücken gerade ist.
3. Heb nun ein Bein und schieb es so weit nach oben, bis der Oberschenkel eine Linie mit deinem Po und deinem Rücken ergibt. Wade und Oberschenkel bilden einen rechten Winkel und deine Fußsohle ist parallel zur Decke.
4. Konzentrier dich auf deinen Po und halte die oberste Position für eine Sekunde.
5. Führ das Knie jetzt zurück in die Ausgangsposition, aber setz es nicht ab. So hältst du während der Übung permanent die Spannung.
6. Wenn du die Wiederholungen auf dieser Seite geschafft hast, ist dein anderes Bein dran.

Tipp:
Dein Schwerpunkt bleibt bei dieser Übung immer in der Mitte. Achte also immer wieder ganz bewusst darauf, dass du nicht zu einer Seite wegkippst und dass deine Wirbelsäule gerade bleibt.

DIRTY DOG

Was du brauchst:

Fitnessmatte oder Handtuch sorgen dafür, dass deine Knie keine blauen Flecke bekommen.

Was es bringt:

Ganz eindeutig – einen Knackpo.

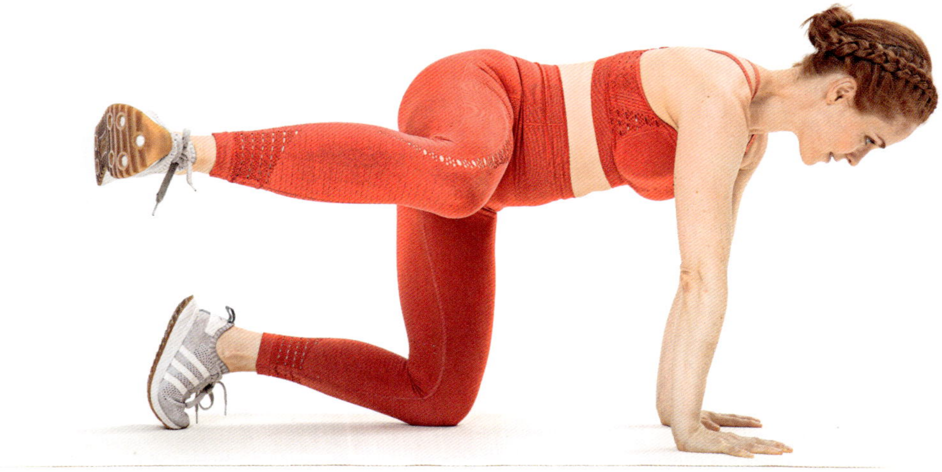

Wie es geht:

1. Du startest im Vierfüßlerstand: Deine Knie sind unterhalb der Hüfte und deine Hände unter den Schultern. Deine Fußspitzen streckst du nach hinten. Achte darauf, dass dein Rücken gerade ist.
2. Führ ein Bein seitlich nach oben, ohne den Winkel im Knie zu verändern.
3. Auf Hüfthöhe angekommen, hältst du diese Position für einen Augenblick, spannst den Po noch einmal bewusst an und senkst dein Bein dann wieder langsam.
4. Das Bein, das arbeitet, wird nicht abgesetzt, sondern immer kurz vor dem Boden gehalten.
5. Wenn du alle Wiederholungen geschafft hast, wechselst du das Bein.

Tipp:
Gerade wenn du absoluter Sportanfänger bist, hör bitte genau auf deinen Körper und übernimm dich nicht! Wenn du merkst, dass du eine Übung nicht mehr sauber ausführen kannst, mach eine (längere) Pause! Häufig lässt die Konzentration am Ende einer Trainingseinheit nach und die Müdigkeit steigt. Ergebnis: Die Verletzungsgefahr nimmt zu. Rund 2 Millionen Hobbysportler verletzen sich jährlich und ich möchte vermeiden, dass du dazugehörst.

KNEEL TO SQUAT

Was du brauchst:

Matte oder Handtuch sind auch hier eine gute Idee.

Was es bringt:

Du trainierst deine gesamte Beinmuskulatur, aber auch deinen Po und deinen Rücken. Außerdem ist diese Übung super, um deinen Gleichgewichtssinn und deine Koordination zu verbessern.

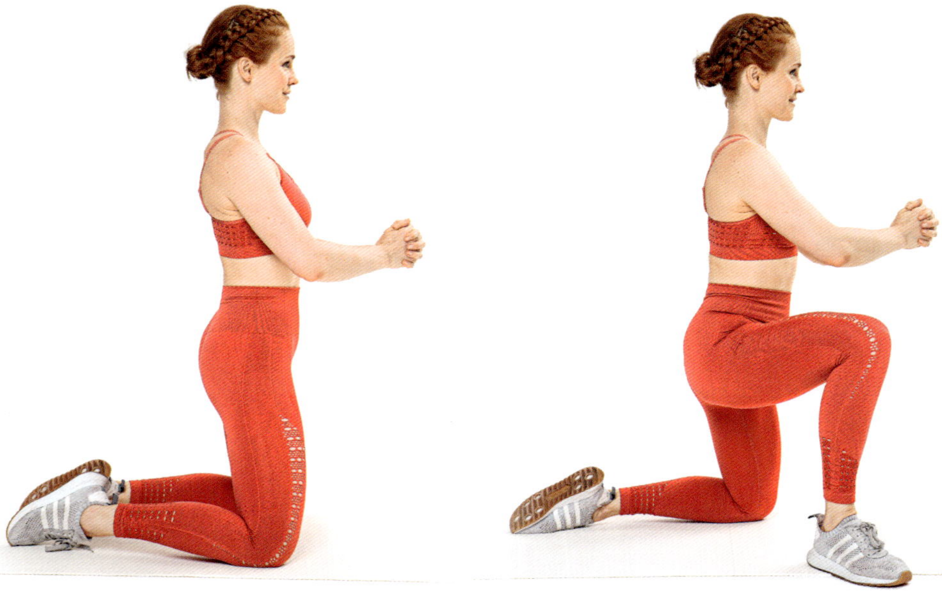

Wie es geht:

1. Du startest bei dieser Übung aus dem hohen Kniestand: Beide Knie sind auf dem Boden, dein Oberkörper ist gerade. Die Hände kannst du vor der Brust falten oder aber die Arme in Schulterhöhe vorm Körper ausgestreckt halten.
2. Drück dich nun aus dieser Position erst mit dem einen, dann mit dem anderen Bein in eine tiefe Hocke, also einen Squat. (Wie du einen Squat machst, hast du schon gelernt.) Dein Po ist jetzt idealerweise mindestens auf Kniehöhe (gern auch etwas tiefer), deine Füße sind leicht nach außen gedreht und deine Knie schieben über die Fußspitzen. Dein Rücken ist möglichst gerade.
3. Halte die Position der tiefen Hocke kurz und setz deine Beine dann in der Reihenfolge langsam wieder ab, in der du sie aufgestellt hast.
4. Wenn du deine Wiederholungen geschafft hast, wechselst du die Seite, beginnst also mit dem anderen Fuß.

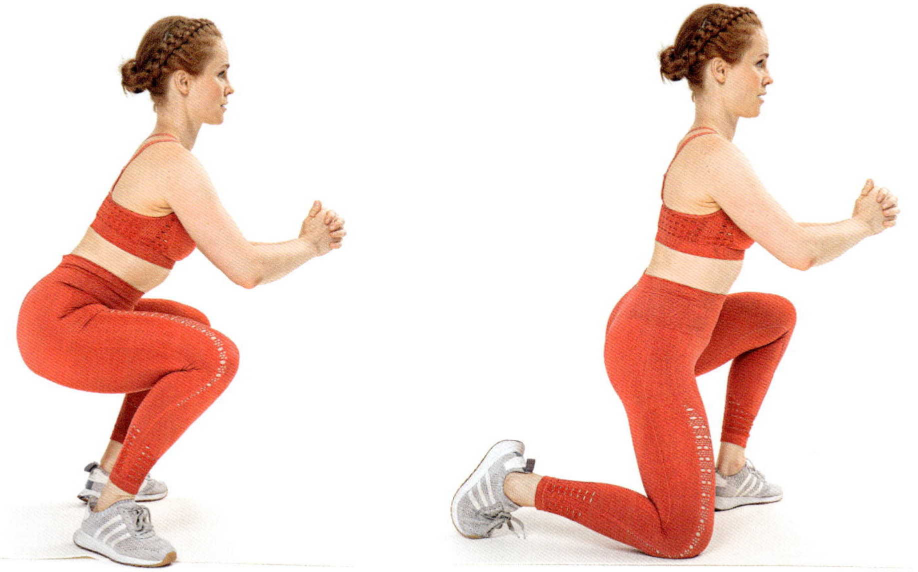

STEP-UP

Was du brauchst:
Du brauchst einen Stuhl oder auch einen anderen Gegenstand, auf den du steigen kannst.

Was es bringt:
Diese Übung trainiert deine vordere und hintere Oberschenkelmuskulatur und deinen Po.

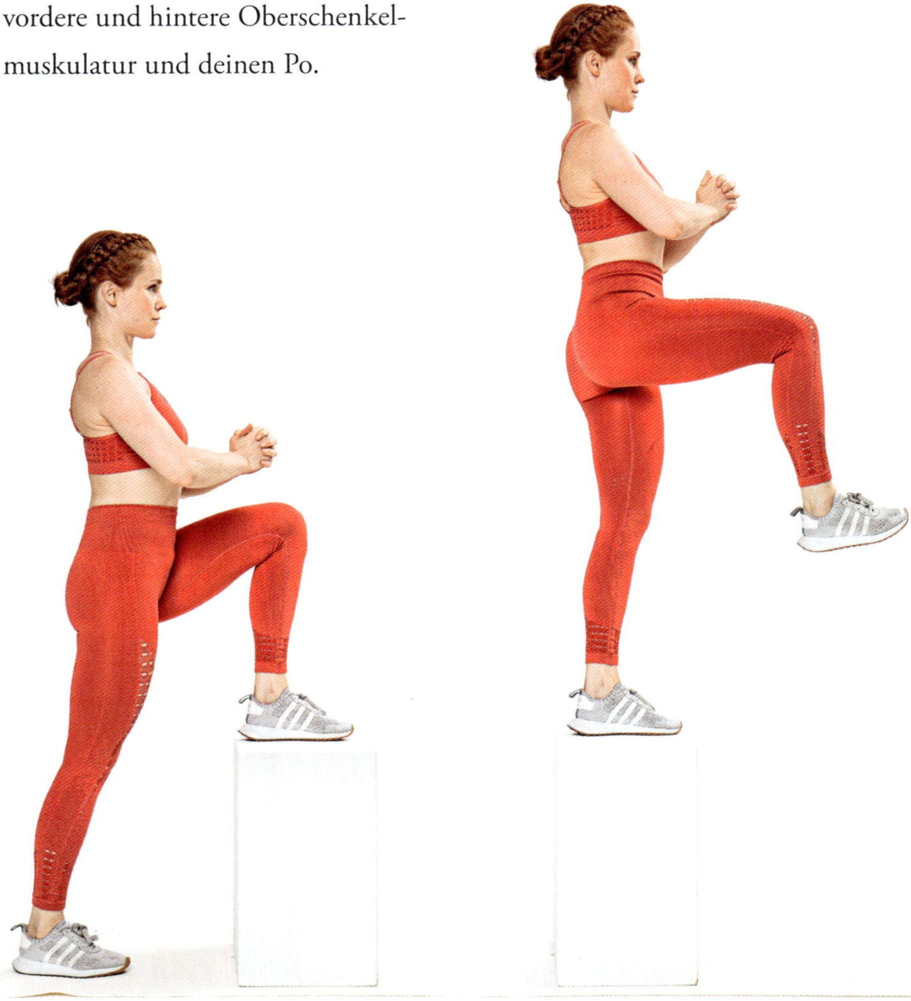

Wie es geht:

1. Stell dich etwa 50 Zentimeter weit vor deinen Stuhl und verschränk die Hände entweder vor der Brust oder leg sie in der Hüfte ab. Dein Bauch ist fest und dein Rücken gerade.
2. Stell jetzt einen Fuß auf den Stuhl oder die Box.
3. Drück dich dann mit dem anderen Bein vom Boden weg und winkel dieses Bein in einem 90-Grad-Winkel vor deinem Körper an, halte diese Position kurz und setz den Fuß wieder kontrolliert nach unten. Das andere Bein folgt. Achte darauf, dass du immer hüftbreit stehst.
4. Ein Bein geht immer voran und wenn du alle Wiederholungen geschafft hast, ist dein anderes Bein dran.

Tipp:
Je höher die Fläche ist, auf die du steigst, umso schwieriger wird diese Übung. Sollte st du also merken, dass du wacklig wirst, wenn du auf deinen Stuhl steigst, suchst du dir einen niedrigeren Gegenstand. Um die Übung noch etwas schwieriger zu gestalten, kannst du Hanteln hinzunehmen.

WALL-SIT

Was du brauchst:
Eine Wand oder eine Säule, an der du mit deinem Rücken Platz hast.

Was es bringt:
Diese Übung hat es in sich, denn du trainierst mit dem Wall-Sit nicht nur deine Oberschenkelmuskulatur, sondern auch deine Waden, deinen Rumpf und deine Hüftmuskulatur. Außerdem steigerst du mit regelmäßigen Wall-Sits deine Ausdauer und verbesserst Stabilität und Haltung.

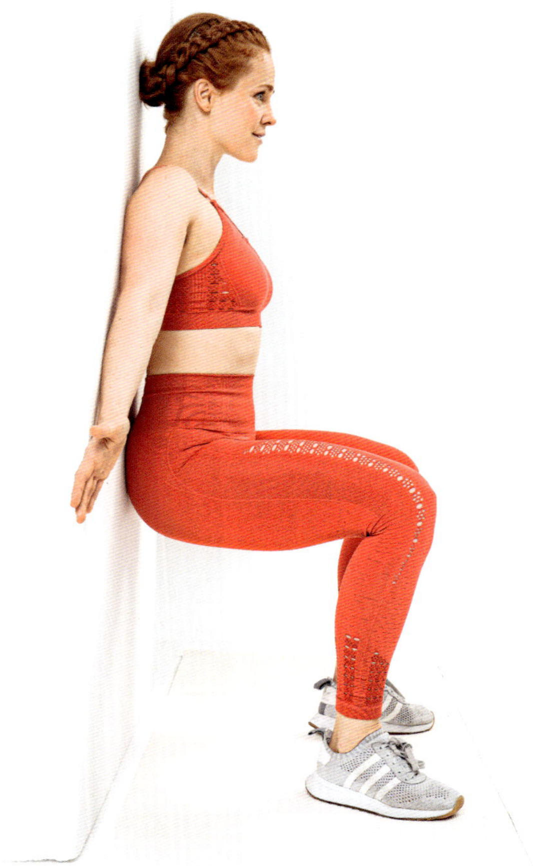

Wie es geht:

1. Lehn deinen Rücken gegen eine flache Wand und öffne deine Füße etwas mehr als schulterbreit. Achte darauf, dass du sie während der Übung immer komplett auf dem Boden lässt.
2. Schieb deine Füße jetzt nach vorn und beug die Knie so weit, bis deine Waden und Oberschenkel fast einen 90-Grad-Winkel bilden. Deine Hüfte befindet sich minimal über deinen Knien. Deinen Rücken drückst du weiter gegen die Wand. Die Arme streckst du seitlich aus. Deine Handflächen schauen nach vorn.
3. Und jetzt heißt es: hart bleiben. Achte dabei darauf, dass du nicht in ein Hohlkreuz fällst und du den Po schön unten lässt.

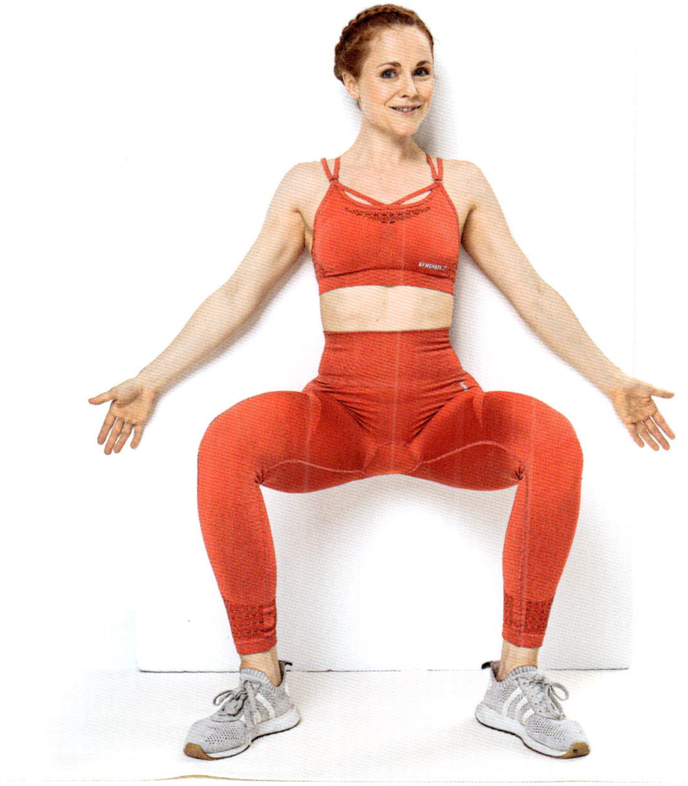

RAN AN DIE KALORIEN MIT TABATA-TRAINING

Lass uns erst klären, was HIIT bedeutet: HIIT steht für High Intensity Interval Training, ist also ein intensives Cardio-Work-out und ergänzt in unserem Trainingsplan den Kraftteil. Ein HIIT wird immer in mehrere Abschnitte unterteilt und besteht jeweils aus maximaler Belastung und kurzzeitiger Entlastung. Durch diese Art des Trainings steigerst du deine Ausdauer und verbrennst innerhalb von kurzer Zeit eine Menge Kalorien. Außerdem gibt es einen besonders starken Nachbrenneffekt. Das heißt: Auch wenn du längst wieder auf der Couch liegst oder bei der Arbeit bist, verbrennst du nach einem HIIT deutlich mehr Kalorien als normalerweise. Und: Auch deine Muskeln profitieren von den Bewegungen, weil sie in der Regel den ganzen Körper fordern. In unserem Trainingsprogramm arbeitest du mit einer speziellen Form des HIITs, dem Tabata-Training. Das bedeutet: 20 Sekunden Belastung und 10 Sekunden Pause im stetigen Wechsel. Eine Einheit hast du geschafft, wenn 4 Minuten um sind.

Wichtig: Wenn du Anfänger bist, startest du ganz entspannt. Technik und vor allem deine Gesundheit gehen immer vor. Ziel ist es zwar, während der Belastungsphasen an deine Grenzen zu gehen, aber bitte steiger das Tempo erst, wenn du dich sicher fühlst. Auch wenn du nach den ersten Tabata-Einheiten glaubst, dringend in ein Sauerstoffzelt zu müssen – ich schwöre dir, das wird schnell besser und bald wirst du anderen davonhüpfen. Zusatzequipment ist für unsere HIIT-Übungen nicht notwendig. Alles, was du brauchst, ist etwas Platz und Durchhaltevermögen.

Taba… bitte, was?

Tabata. Vielleicht ist dir der Begriff schon einmal untergekommen – vielleicht hörst du ihn aber auch zum ersten Mal. Tabata ist eine extrem effektive Form des High Intensity Intervall Trainings, kurz HIIT. Benannt ist diese Form des Trainings nach seinem „Erfinder", dem japanischen Professor Izumi Tabata: Er hat 1996 in einer Studie mit olympischen Eisschnellläufern nachgewiesen, dass diese ihre Leistung durch Tabata-Training enorm steigern konnten. Dabei wechseln sich 20 Sekunden Belastung mit 10 Sekunden Pause achtmal ab – so lange, bis 4 Minuten um sind. Ziel ist es, in den 20 Sekunden jeweils alles aus sich rauszuholen. Sollten deine Sporteinheiten in den letzten Jahren allerdings daraus bestanden haben, von der Couch zum Kühlschrank und zurück zu wandern, bitte ich dich: Mach langsam! Schließlich wurde Tabata für Leistungssportler entwickelt. Steiger dein Tempo also von Woche zu Woche und achte darauf, dass du die Übungen sauber ausführst. Die Vorteile des Tabata-Trainings wirst du schnell spüren: Deine Ausdauer steigt, dein Fett schmilzt und auch mental wirst du deutlich stärker.

Sweat, Baby, sweat

Spätestens bei unseren Tabatas wird dein Schweiß fließen – und das ist eine super Sache! Mach dir also bitte keine Sorgen, wenn du stärker schwitzt als andere. Tatsächlich habe ich nämlich schon öfter gehört: „Oh Gott, ich schwitze so viel. Das ist mir peinlich!" Quatsch! Dass dein Körper viel schwitzt, bedeutet nicht, dass du besonders unfit oder nicht leistungsfähig bist – im Gegenteil: Es bedeutet, dass du intensiv trainierst und durch Muskelarbeit Wärme entsteht. Dein Körper reagiert dann – und kühlt sich durch den Schweiß wieder runter. Ganz schön cool, oder?

SKATER

Was es bringt:

Der Skater trainiert vor allem deine Bein- und Pomuskulatur. Aber auch die Waden müssen hier ran.

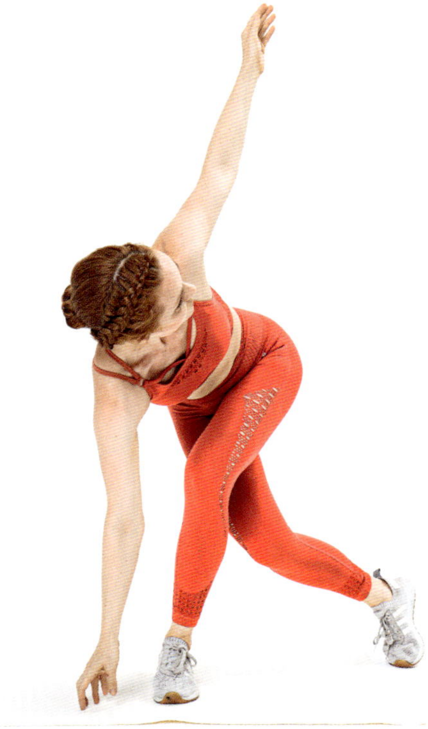

Wie es geht:

1. Du gehst mit überkreuzten Beinen in eine tiefe Hocke. Das heißt, du schiebst deinen Po nach hinten und ein Bein kreuzt hinter das andere.
2. Den Oberkörper lehnst du nach vorn, die Hand des vorderen Beins streckst du nach oben und die andere berührt die Zehenspitzen des vorderen Beins.
3. Jetzt springst du aus dieser Position auf die andere Seite und machst alles von vorn. Nur eben seitenverkehrt.
   Klingt kompliziert, ist aber gar nicht so wild. Stell dir einfach vor, du bist Eisläuferin. Bleib ganz locker und steiger das Tempo langsam.

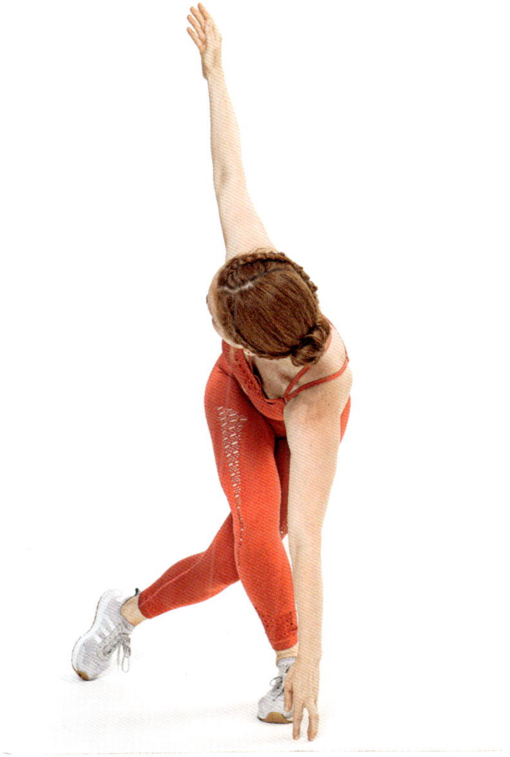

BASKETBALLER

Was es bringt:

Auch der Basketballer trainiert hauptsächlich deine Bein- und Pomuskulatur – und deine Sprungkraft.

Wie es geht:

1. Stell dich aufrecht und hüftbreit hin und beug die Knie leicht. Deine Hände kannst du vor der Brust ineinander verschränken.
2. Mach jetzt einen schwungvollen Schritt zur Seite und lande wieder in einer hüftbreiten Position.

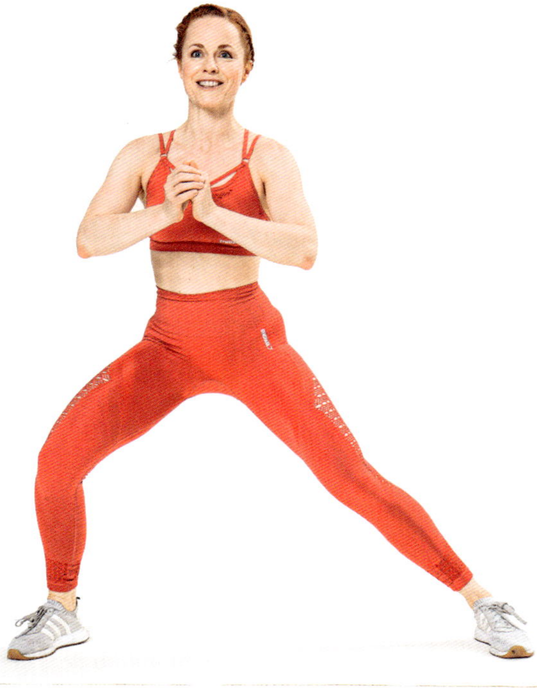

3. Jetzt springst du in die Luft und stellst dir dabei vor, dass du einen Ball im Korb versenken möchtest – daher auch der Übungsname. Werde in der Luft lang, strecke die Arme und lande dann wieder sanft in der hüftbreiten Position.
4. Starte nun wieder von vorn – mache aber einen Schritt zur anderen Seite.

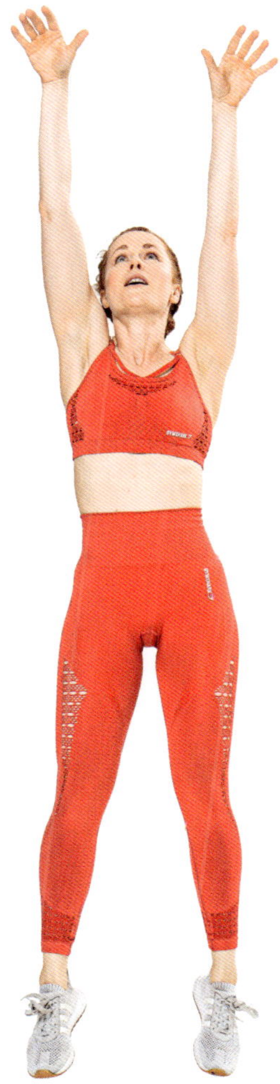

FROG JUMP

Was es bringt:

Die Frog Jumps lassen deine Oberschenkelmuskulatur und deinen Po ordentlich brennen.

Wie es geht:

1. Stell dich in einen mehr als schulterbreiten Stand, dreh deine Füße leicht nach außen und geh in eine tiefe Hocke.
2. Achte darauf, dass dein Rücken gerade ist und du deine Knie schön weit nach außen drückst. Den Oberkörper darfst du aber etwas nach vorn lehnen.

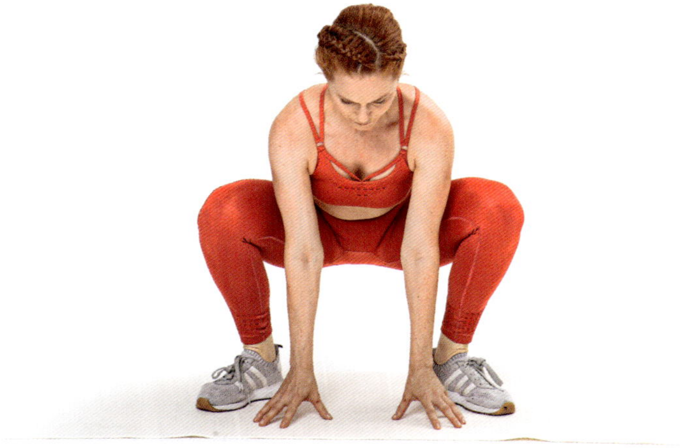

3. Aus dieser tiefen Hocke drückst du dich jetzt mit beiden Beinen gleichzeitig vom Boden ab, springst hoch und streckst Arme und Beine.
4. Lande möglichst sanft und auf deinen Fußballen und schieb dich dann zurück in deine tiefe Hocke. Jetzt startest du von vorn.

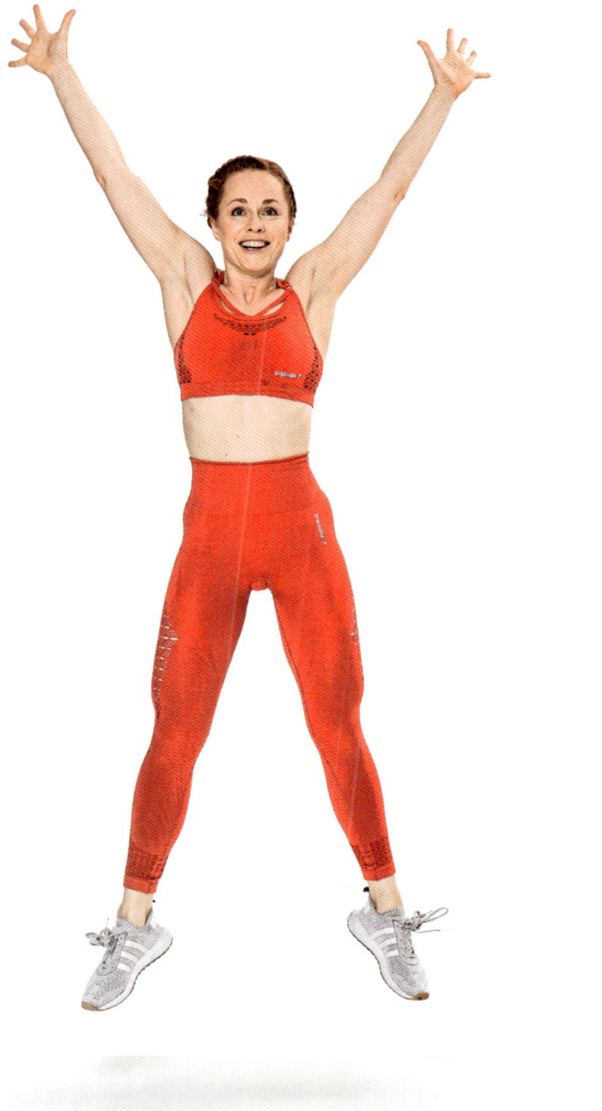

HIGH KNEE RUN

Was es bringt:

Neben deiner Bein- und Pomuskulatur trainierst du mit den High Knee Runs auch deine Hüfte und deinen Bauch.

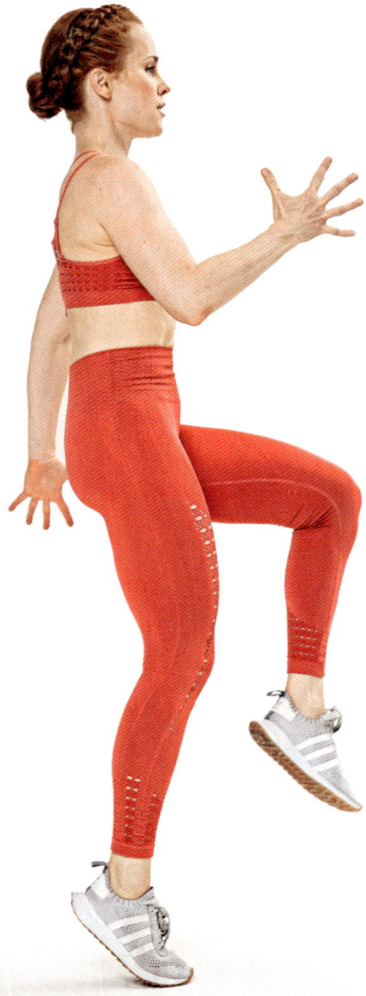

Wie es geht:

1. Geh in den hüftbreiten, aufrechten Stand und schau nach vorn. Deine Arme hängen locker neben dem Körper.
2. Spring nun von einem Bein auf das andere und heb deine Knie dabei im Wechsel bis auf Hüfthöhe. Deine Arme schwingen seitlich mit. Stell dir vor, du rennst, und achte auf saubere, schnelle Wechsel.

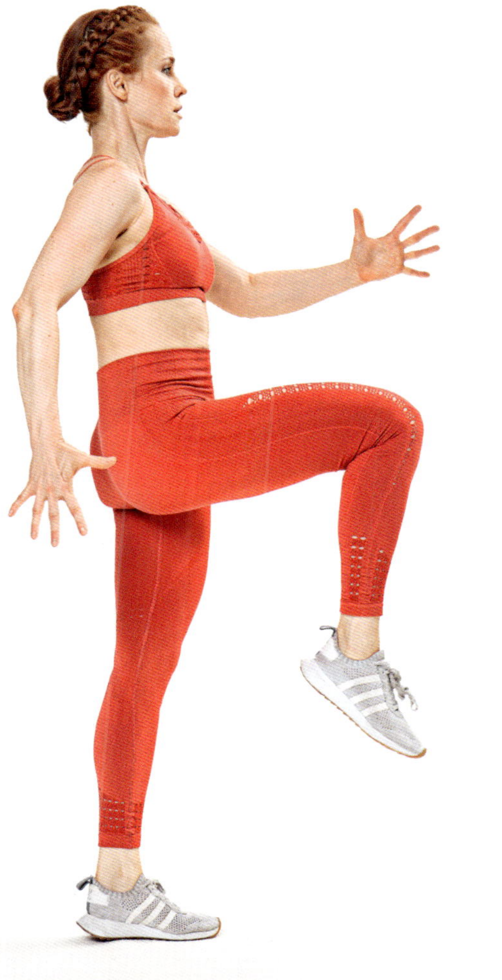

SQUAT AND KICK

Was es bringt:

Der Squat and Kick trainiert deinen Po, die Oberschenkel und deinen Rumpf.

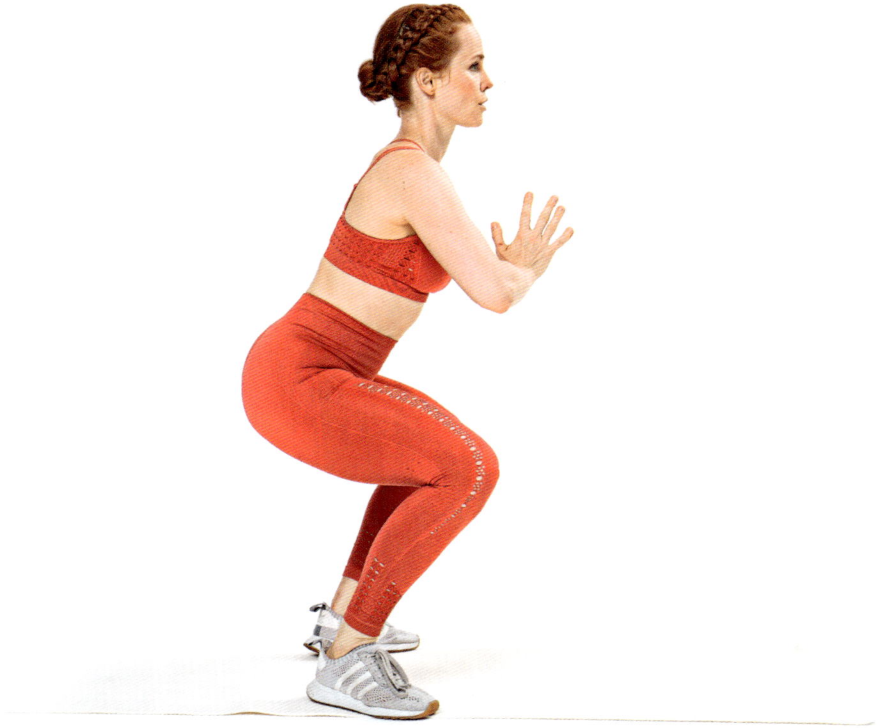

Wie es geht:

1. Leg deine Handflächen mit gespreizten Fingern vor deiner Brust aneinander. Dann starte aus dem aufrechten, schulterbreiten Stand mit einer Kniebeuge. Den Po schiebst du also nach hinten und deine Knie schieben nach außen in Richtung der Fußspitzen.
2. Aus der Kniebeuge heraus drückst du dich nach oben und hebst jetzt ein Bein, um damit nach vorne zu kicken. Achte darauf, dass du die Bewegung kontrolliert ausführst.
3. Geh zurück in den Squat und kick jetzt mit dem anderen Bein.

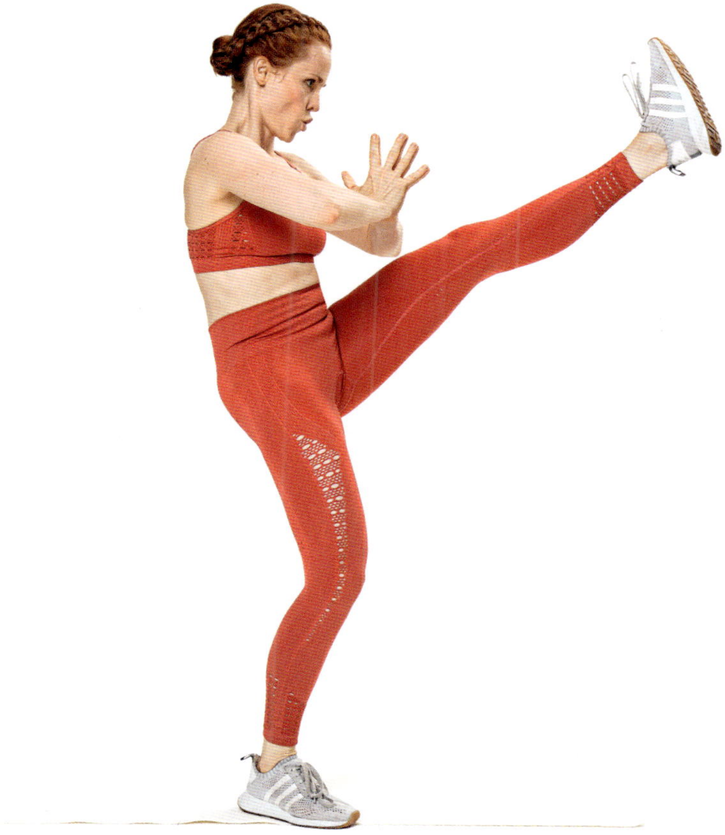

JUMPING LUNGES

Was es bringt:

Auch bei dieser Übung liegt der Fokus auf der Oberschenkelmuskulatur und dem Po.

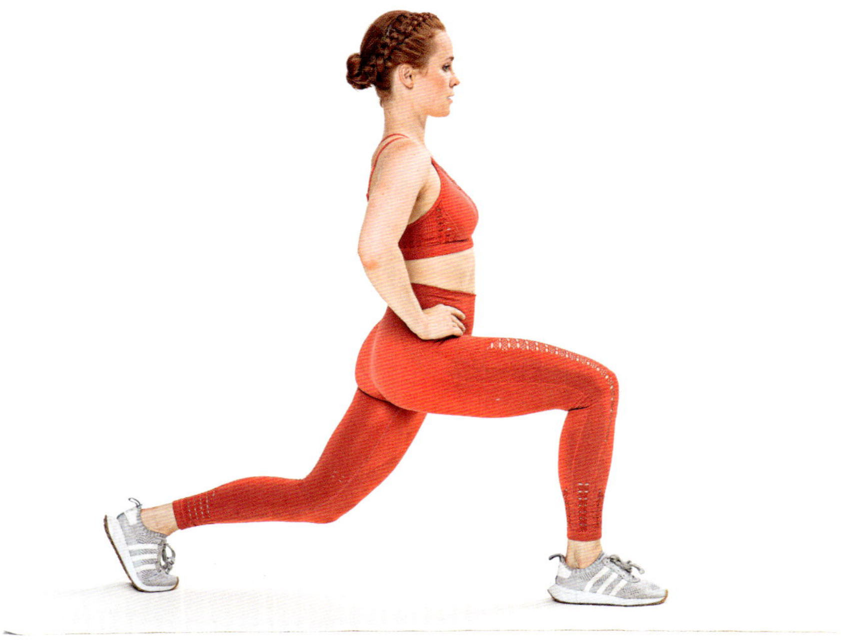

Tipp:

Wenn du dich mit den Jumping Lunges sicher fühlst, dann kannst du zusätzlich die Arme mitnehmen – wie beim Jumping Jack. Heißt: im tiefen Ausfallschritt die Arme lang neben dem Körper halten und sie während des Sprungs in Richtung Decke ausstrecken.

Wie es geht:

1. Starte mit einem Ausfallschritt: Ein Bein macht einen großen Schritt nach vorn und das andere bleibt hinten. Beug beide Beine und achte darauf, dass dein Oberkörper aufrecht und angespannt bleibt.
2. Deine hintere Ferse hebst du an und deine Hände legst du auf die Hüfte.
3. Drück dich jetzt mit beiden Füßen fest vom Boden ab, spring nach oben und wechsel dabei die Beine. Die Arme kannst du während des Sprungs nach vorn nehmen.
4. Du landest auf den Ballen wieder in einem tiefen Ausfallschritt. Jetzt ist das andere Bein vorn. Achte wieder auf deinen aufrechten Oberkörper und versuch, die Schultern bewusst nach unten zu ziehen. Spring und tausch wieder die Beinstellung und erhöh langsam das Tempo.

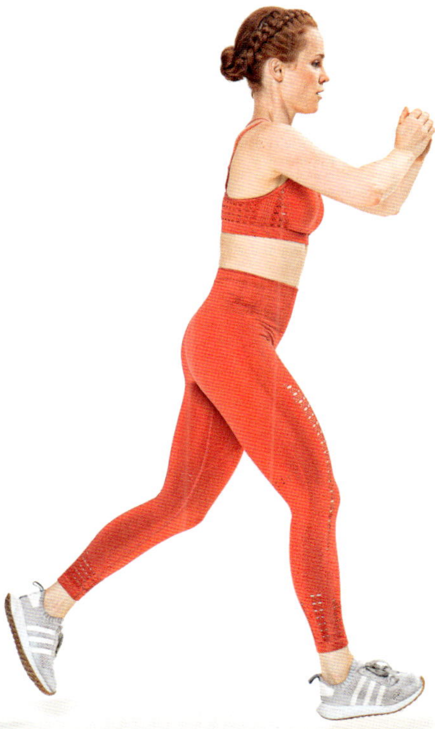

MOUNTAIN CLIMBER

Was es bringt:

Der Mountain Climber ist ein toller Allrounder und trainiert nicht nur deine Rumpfmuskulatur, sondern auch die Beine und den Po.

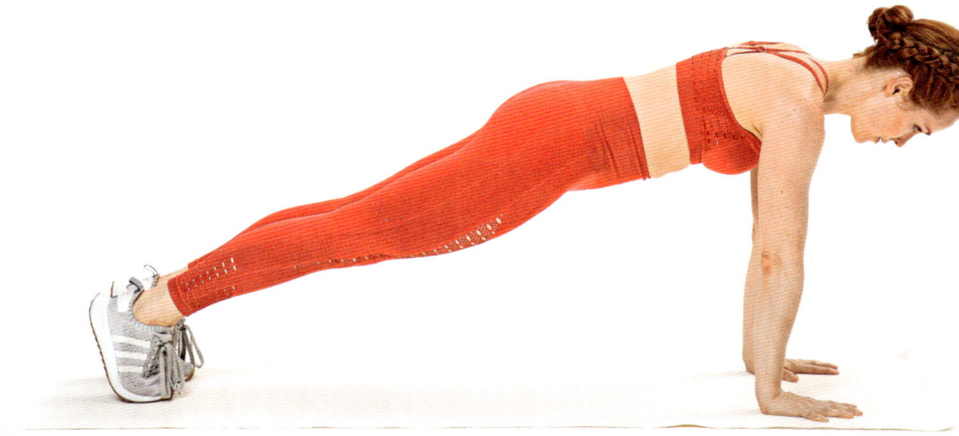

Wie es geht:

1. Geh in die Liegestützposition und achte darauf, dass dein Körper eine Linie bildet. Deine Schultern sind über den Handgelenken, Bauch und Po sind angespannt.
2. Zieh nun abwechselnd das rechte und das linke Knie zur Brust und achte darauf, dass du deinen Oberkörper möglichst stabil hältst. Rücken und Bauch sind immer schön fest angespannt.

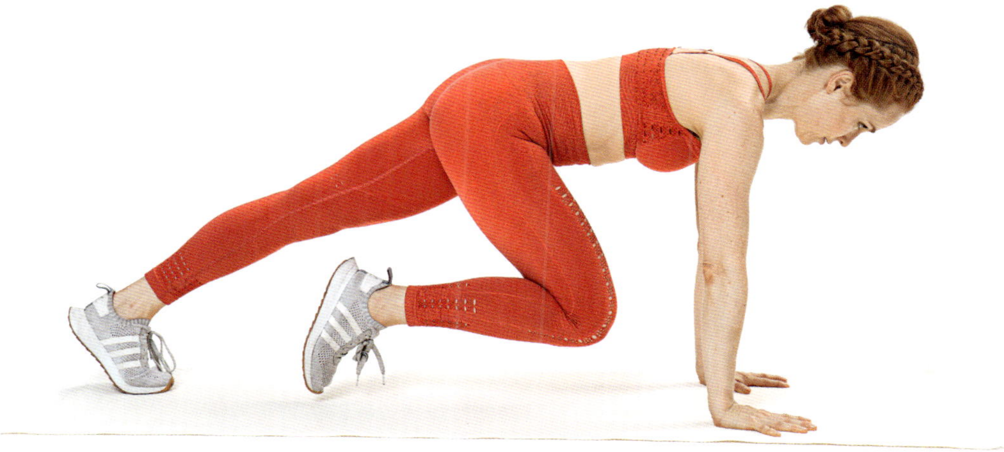

Tipp:
Technik geht auch hier immer vor, aber wenn du dich sicher fühlst und deine Schultern über den Handgelenken bleiben, ist der Mountain Climber eine tolle Übung, dich so richtig zum Schwitzen zu bringen. Steiger dafür das Tempo und power dich richtig aus.

TUCK JUMPS

Was es bringt:

Tuck Jumps sind richtige Kalorienkiller. Sie trainieren vor allem deine Beine, deinen Po und den Bauch und verbessern zusätzlich deine Sprungkraft.

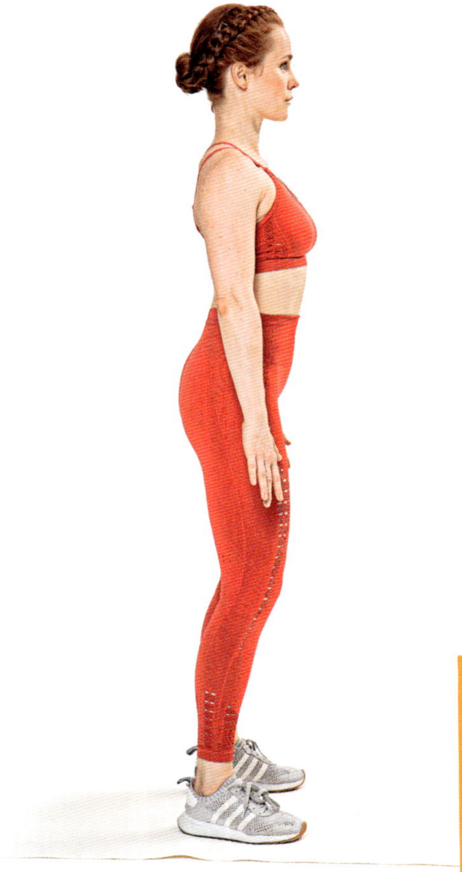

Tipp:
Diese Übung ist wirklich sehr, sehr schwer und es braucht etwas Zeit, damit du sie schnell und in vollem Bewegungsumfang ausführen kannst. Steiger dich langsam: Beginn mit kleinen Sprüngen und zieh die Knie nicht ganz so hoch.

Wie es geht:

1. Deine Startposition ist ein etwas mehr als hüftbreiter, aufrechter Stand. Der Bauch ist fest, die Hände sind an den Seiten und die Schultern ziehst du bewusst nach hinten.
2. Schieb jetzt deine Hüfte leicht zurück, lehn dich mit geradem Rücken etwas nach vorn und spring hoch. Nutz dabei auch den Schwung deiner Arme und stell dir vor, du wolltest den Boden unter dir wegdrücken. Deine Knie ziehst du dabei zur Brust.
3. Wenn du wieder landest, versuch, möglichst sanft aufzukommen, um deine Gelenke zu schonen. Schieb die Hüfte wieder leicht zurück und starte von vorn.

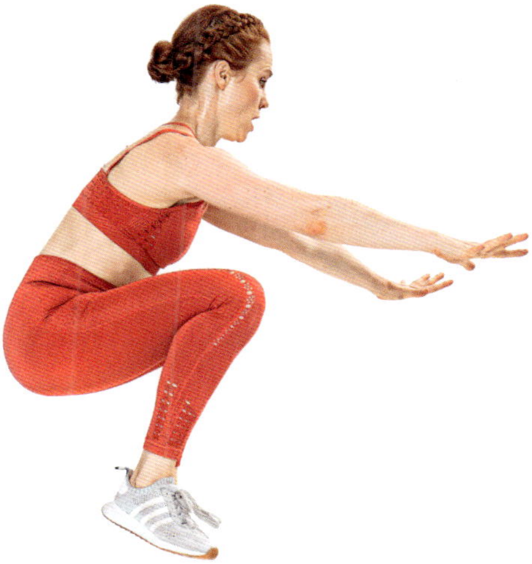

BURPEE

Was es bringt:
Der Burpee ist eine tolle Ganzkörperübung und ich bin großer Burpee-Fan. Burpees trainieren deinen großen Brustmuskel, deinen Deltamuskel an der Schulter, den Trizeps, den Rückenstrecker, die vordere Seite der Oberschenkel, den Po und deine Waden.

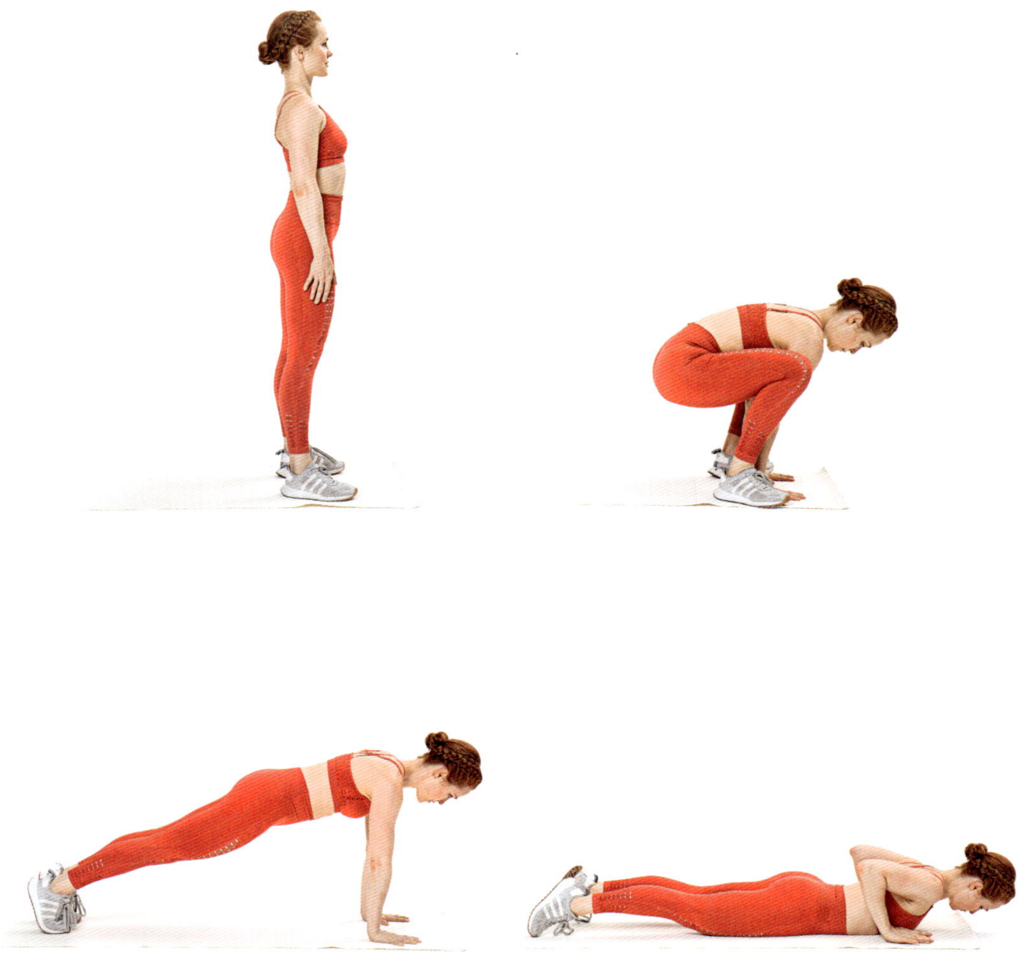

Wie es geht:

1. Dein Stand ist aufrecht und hüftbreit, deine Arme hängen neben dem Körper. Der Bauch ist fest.
2. Geh in die Hocke und bring die Hände zum Boden.
3. Die Füße schiebst du nach hinten und kommst in eine Liegestützposition. Du kannst in diese Position laufen oder aber springen. Beachte dabei aber, dass du die Körperspannung hältst und nicht in ein Hohlkreuz fällst.
4. Komm jetzt in eine tiefe Liegestützposition, halte kurz und leg dann den gesamten Körper auf dem Boden ab.
5. Drück dich jetzt wieder nach oben in die Liegestützposition, spring oder lauf nach vorn hinter deine Hände und schließe den Burpee mit einem Strecksprung mit über dem Kopf zusammengehenden Händen ab.

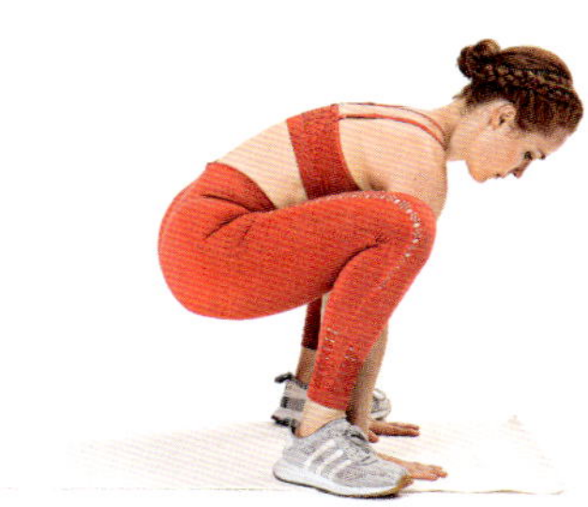

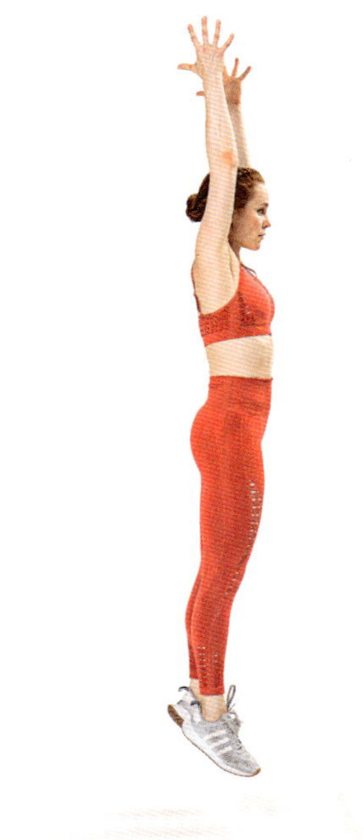

JUMP AND RUN

Was es bringt:
Mit dieser Übung verbrennst du jede Menge Kalorien, denn es sind viele Muskelgruppen beteiligt, darunter deine Beine, dein Po und dein Rumpf.

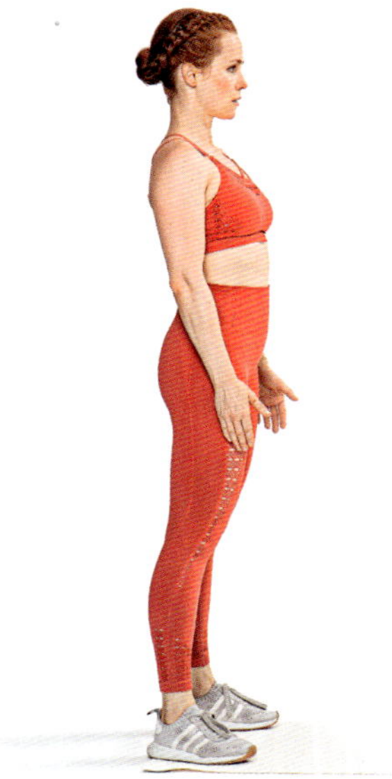

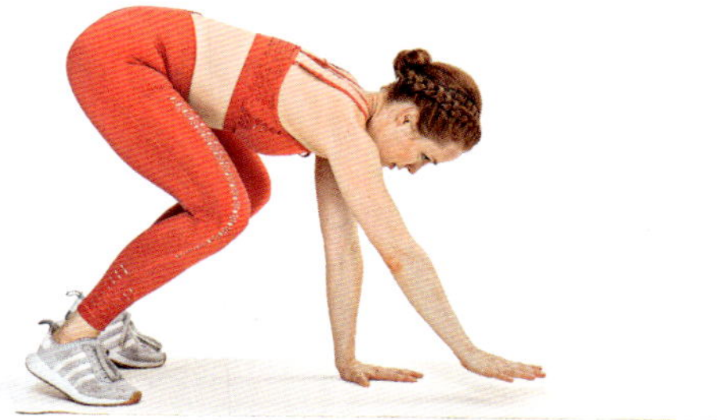

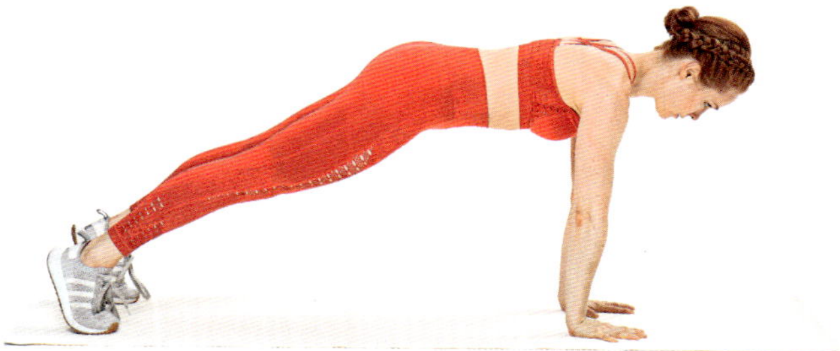

Wie es geht:

1. Du beginnst aus dem schulterbreiten, aufrechten Stand. Schieb jetzt die Hüfte nach hinten und die Knie über die Zehenspitzen. Du bist jetzt in einem „halben" Squat. Setz deine Hände auf den Boden ab. Die Arme sind gestreckt.
2. Lauf jetzt mit gestreckten Armen in eine Liegestützposition. Die Schultern sind über den Handgelenken, der Bauch ist fest und zieht Richtung Wirbelsäule und dein Körper bildet eine Linie.
3. Jetzt springst du mit beiden Beinen gleichzeitig neben deine Hände und landest in einer tiefen Hocke. Du kannst natürlich auch gerne laufen, statt zu springen.
4. Richte dich auf, lass deine Beine aber leicht gebeugt und den Po nach hinten geschoben und lauf jetzt rückwärts, so schnell du kannst, an deine Ausgangsposition zurück.
5. Starte wieder von vorn.

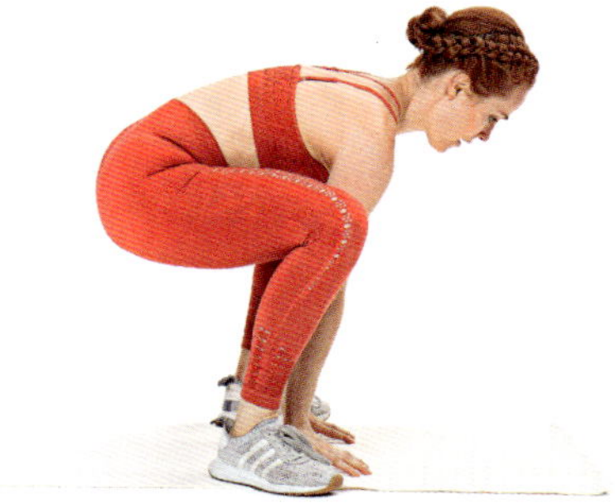

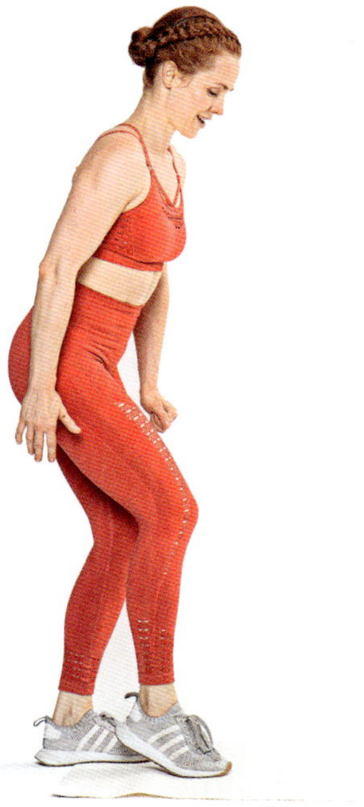

WIEDER RUNTERKOMMEN: COOL-DOWN

Du hast es fast geschafft, denn dein Training endet immer mit einem kurzen Cool-down. Das wird oft vernachlässigt, ist aber genauso wichtig wie dein Warm-up und gesund für deinen Körper. Ein Cool-down sorgt dafür, dass …

- deine Körpertemperatur wieder sinkt,
- deine Muskeln sich entspannen,
- dein Herzschlag und deine Atemfrequenz sich wieder normalisieren,
- Stoffwechselprodukte leichter aus dem Körper transportiert werden,
- du schneller regenerierst,
- dein Körper das Signal bekommt, dass dein Training beendet ist.

Es gibt viele Arten von Cool-down, Atemübungen oder passive Varianten wie Massagen. Sie können dir helfen, nach einer anstrengenden Trainingseinheit geistig und körperlich zu entspannen. In unserem Fall ist es aber sinnvoll, vor allem die stark beanspruchte Bein- und Pomuskulatur zu dehnen, um die Muskeln in die Länge zu ziehen und ihren Bewegungsumfang wiederherzustellen.

Hier findest du fünf Möglichkeiten, dich nach unserem Training zu stretchen. Wir verwenden die Methode des passiv-statischen Dehnens. Dafür gehst du in die vorgegebene Position und findest deine persönliche Schmerzgrenze. Auf der Skala von „Ich merke nichts“ bis „Ich kann nicht mehr“ solltest du „Das ist unangenehm, aber aushaltbar“ erreichen. Du hältst die Dehnung in der dir vorgeschriebenen Zeit und wechselst dann die Seite. Oft wirst du feststellen, dass sich eine Seite besser dehnen lässt als die andere. Dann gib der schwächeren Seite mehr Aufmerksamkeit.

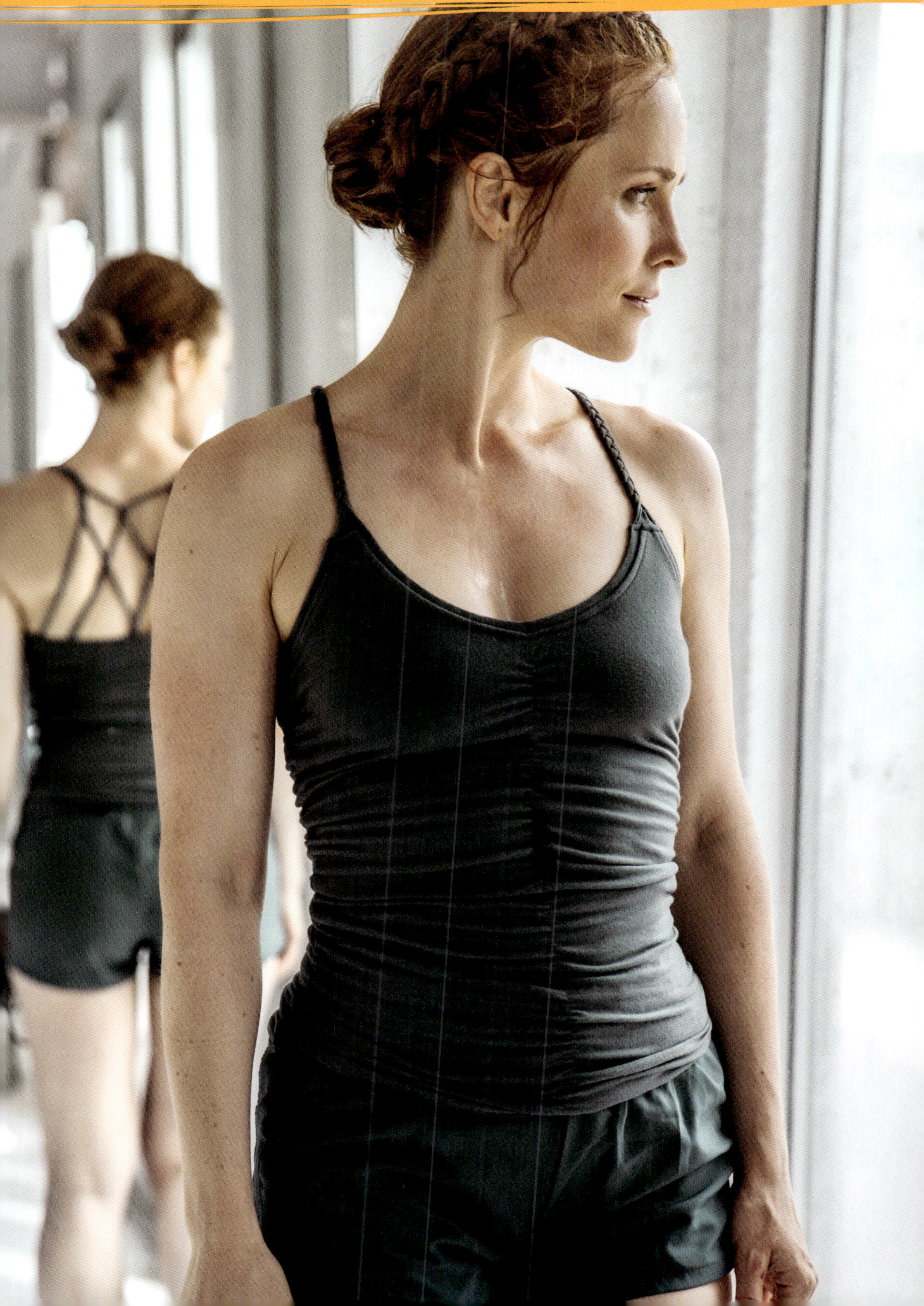

COUCH-STRETCH

Was du brauchst:
eine Wand und eine Matte, eventuell – solltest du empfindliche Knie haben – auch ein Handtuch

Was es bringt:
Diese Übung dehnt deine vordere Oberschenkelmuskulatur und deine Hüftbeuger.

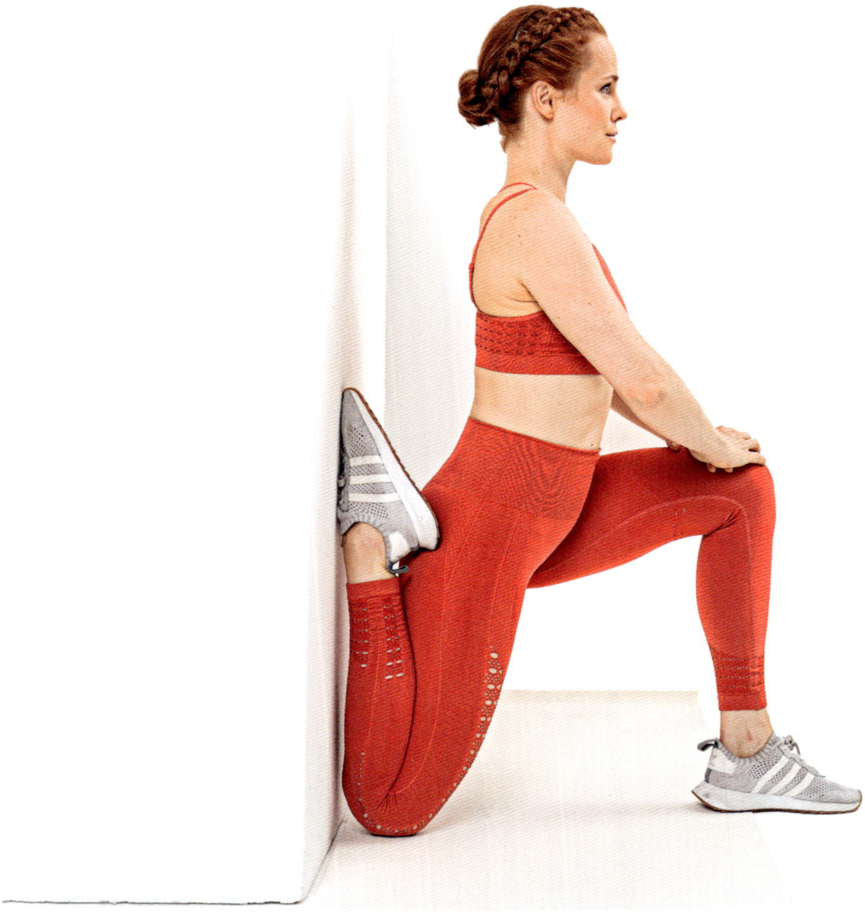

Wie es geht:

1. Rutsch rückwärts an die Wand und setz ein Knie direkt davor ab. Den Unterschenkel deines abgesetzten Knies legst du an die Wand.
2. Versuch, das andere Bein in einem 90-Grad-Winkel vor dir aufzusetzen, ohne mit dem Oberkörper nach rechts oder links auszuweichen.
3. Richte dich auf und vergiss nicht zu atmen. Deine Hände legst du auf das vordere Knie.
4. Wenn du mehr kannst und willst, versuch jetzt noch, bewusst deine Hüfte zu kippen. Du wirst sofort merken, dass sich die Dehnung intensiviert.
5. Wechsel die Seiten.

Tipp:
Der Couch-Stretch ist eine sehr intensive Dehnung. Wenn du das Gefühl hast, dass deine Oberschenkelmuskulatur gleich platzt, wenn du versuchst, in diese Dehnung hineinzugehen, dann darfst du für den Anfang dein vorderes Bein gerne auflegen, statt es aufzustellen.

BIZEPS-FEMORIS-STRETCH

Was es bringt:

Auch die Rückseite deiner Beine wurde bei unserem Training ganz schön beansprucht. Mit diesem Stretch ziehst du die Muskeln der Beinrückseite wieder in die Länge.

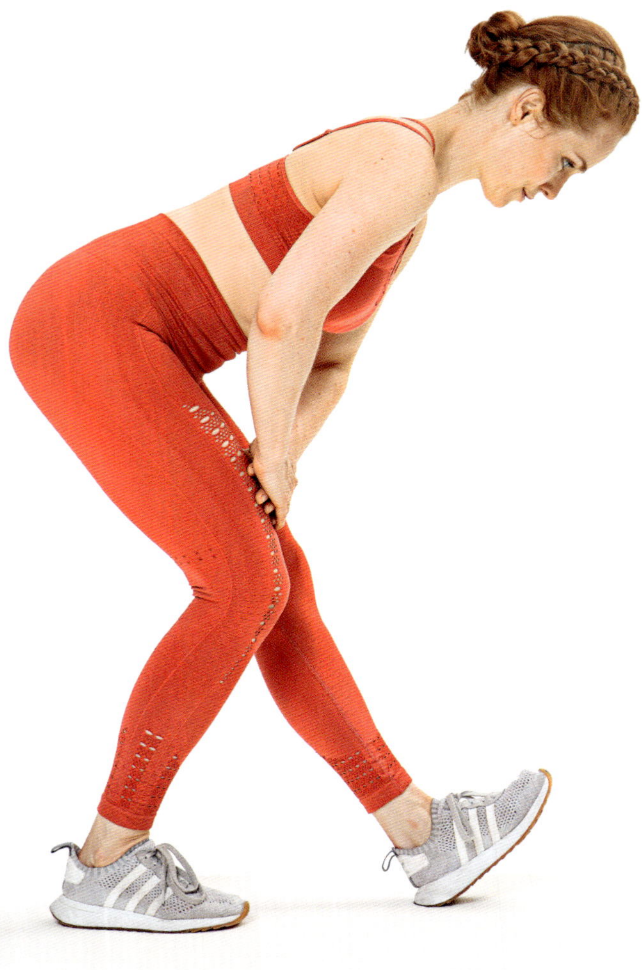

Wie es geht:

1. Starte im aufrechten, hüftbreiten Stand.
2. Streck jetzt ein Bein komplett durch und stell es auf der Ferse vor deinem Körper ab. Die Fußspitze des Beins ziehst du zu dir heran. Deine Hände legst du auf deinen Oberschenkeln ab.
3. Dein anderes Bein ist leicht gebeugt. Achte darauf, dass dein Rücken gerade bleibt. Schiebe jetzt deinen Po nach hinten und unten und steuere so die Intensität der Dehnung.
4. Wechsel die Seiten.

Tipp:
Um deinen Fortschritt zu dokumentieren, empfehle ich dir, dich regelmäßig zu fotografieren. Denn Fotos sagen viel mehr aus als beispielsweise deine Waage. Außerdem zeigen sie dir deutlich, was du erreichst, während du vielleicht noch das Gefühl hast: Mensch, es tut sich nichts. Achte aber darauf, dass du dich immer im gleichen Outfit knipst (Unterwäsche, Bikini), in ähnlichen Lichtverhältnissen und zur gleichen Tageszeit und selbstverständlich auch in identischen Posen.

WALL-STRETCH

Was du brauchst:

Du benötigst ein bisschen Platz und eine Wand.

Was es bringt:

Mit dieser Übung dehnst du die Beininnenseiten, also die Adduktoren.

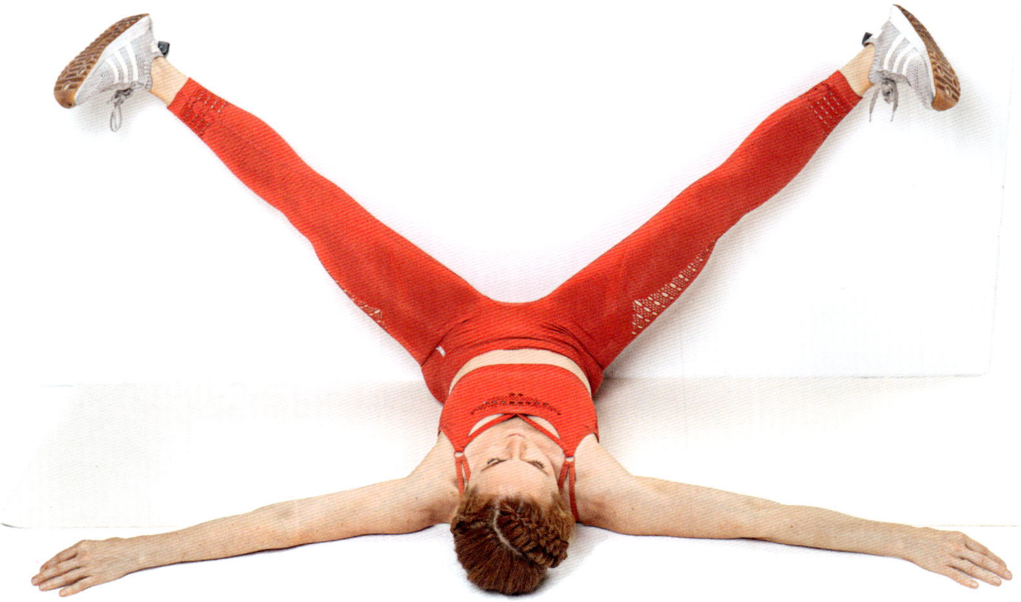

Wie es geht:

1. Positionier dich in Rückenlage vor einer Wand und schieb deinen Po ganz dicht an die Wand.
2. Streck deine Beine und leg sie an der Wand ab. Dein Po bleibt dabei weiterhin dicht an die Wand gepresst.
3. Lass die Beine gleichzeitig nach rechts und links auseinander und an der Wand nach unten driften. Sinke in die Übung hinein: ohne Druck, sondern indem du entspannst. Klingt vielleicht komisch – bringt aber viel mehr, als dich auf Teufel komm raus in die Dehnung zu zwingen.

Tipp:
Zum runterkommen ist natürlich auch Schlaf wichtig.. Ich empfehle dir acht Stunden pro Nacht. Während du tief und fest schlummerst, leistet dein Körper Höchstarbeit: Er repariert zum Beispiel Zellen und baut Muskeln auf. Das Wachstumshormon Somatotropin, das einen großen Anteil am Muskelaufbau hat, wird nämlich genau dann gebildet, wenn du schläfst.

DOVE-STRETCH

Was du brauchst:
eine Matte und eventuell ein Handtuch oder etwas anderes zum Unterlegen und Polstern

Was es bringt:
Mit der Taube dehnst du vor allem deine Hüft- und Pomuskulatur. Die wiederum steht in Zusammenhang mit den Rückenstreckern. Du tust also nicht nur etwas Gutes für deine Hüfte und deinen Po, sondern auch für die Entspannung im unteren Rücken.

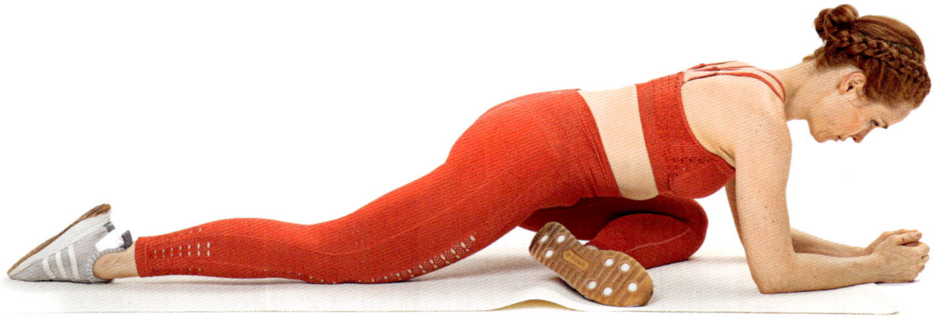

Wie es geht:

1. Du beginnst im Vierfüßlerstand. Zur Erinnerung: Deine Knie befinden sich unter deinen Hüften und die Schultern über deinen Handgelenken.
2. Zieh jetzt ein Knie an das Handgelenk derselben Seite und leg die Außenseite des Unterschenkels unter deinen Rumpf. Wie stark dein Bein angewinkelt ist, hängt von deiner Hüftbeweglichkeit ab. Wichtig: Du solltest kein Spannungsgefühl im Knie des angewinkelten Beins spüren.
3. Das andere Bein streckst du langsam nach hinten und legst den Oberschenkel ab. Wenn dir das Becken jetzt zu der Seite des angewinkelten Knies wegkippt, dann kannst du eine Decke oder ein Handtuch unterlegen.
4. Achte darauf, dass dein ausgestrecktes Bein vom Hüftgelenk aus in einer geraden Linie verläuft. Dein angewinkeltes Bein darf leicht außerhalb der Hüftlinie liegen.
5. Stütz dich jetzt auf deinen Unterarmen ab und lass dich in die Dehnung hineinsinken. Wenn du sie verstärken willst, leg deinen Kopf ab und streck die Arme nach vorn aus. Wechsel die Seiten.

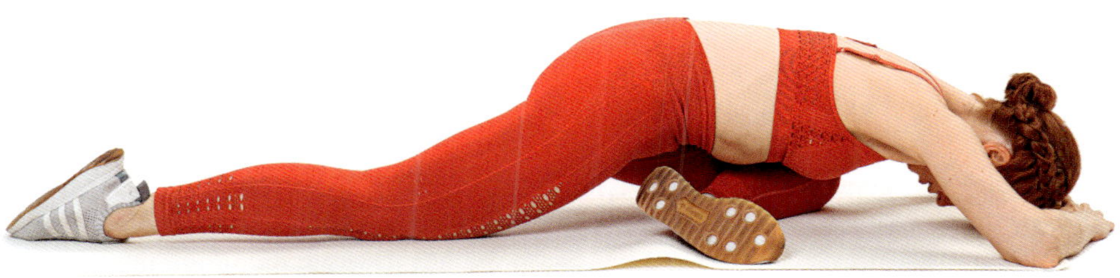

CHILDS POSE

Was du brauchst:
deine Matte, wenn du es ein bisschen bequemer magst

Was es bringt:
Mit der Position des Kindes dehnst du deine Oberschenkelmuskulatur, den Po und deinen Rückenstrecker. Außerdem ist diese Übung ideal, um deinen Atem und Puls zu beruhigen und dein Training abzuschließen.

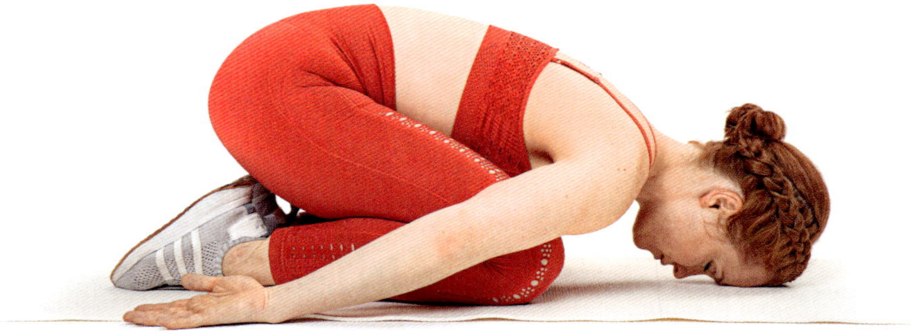

Wie es geht:

1. Knie dich auf den Boden und stütz dich erst einmal ab. Die großen Zehen berühren sich und die Knie sind hüftbreit geöffnet. Zur Kontrolle: Das bedeutet, dass du etwa zwei Fäuste Platz hast zwischen deinen Knien.
2. Schieb dich jetzt mit deinem Po auf die Fersen und leg deinen Oberkörper nach vorn ab. Deine Stirn berührt den Boden.
3. Deine Arme kannst du entweder nach hinten ausstrecken und neben dem Körper ablegen – die Handrücken berühren dann den Boden – oder aber nach vorn.
4. Schließ die Augen, genieß diese Haltung und atme ruhig und fließend.

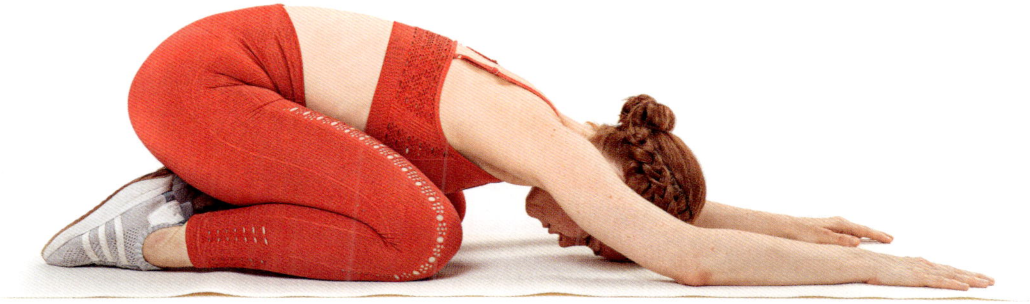

Go for it!

Du hast dir einen Überblick verschafft und Übungen entdeckt, die du kennst und magst und auf jeden Fall ausprobieren möchtest? Dann tu das! Stell dir gerne dein eigenes Trainingsprogramm zusammen.

Mein Vorschlag:

- Plan 10 bis 15 Minuten Zeit ein, um dich aufzuwärmen und dich zu mobilisieren. Such dir dafür jeweils zwei bis drei Übungen aus Warm-up und Mobilisation aus und führ jede Übung jeweils 1 Minute lang aus. Du kannst gerne zwei Runden absolvieren und bei Bedarf zwischen den Durchgängen kurz pausieren.
- Pick dir dann maximal sechs Übungen aus dem Kraftteil heraus und führ diese mit jeweils 12 Wiederholungen durch. Wenn du Sportanfänger bist, dann starte mit 2 bis 3 Sätzen pro Übung und nimm dir Zeit: Achte erst einmal nicht auf die vorgeschlagenen Pausen, sondern pausiere individuell. Wenn du schon regelmäßig sportelst, dann darfst du erhöhen: 3 bis 4 Sätze sind für dich ideal. Nach jedem Satz darfst du eine kleine Pause machen. Ich empfehle dir 30 bis 45 Sekunden. Wenn du mit einer Übung komplett fertig bist, darfst du bis zu 1 Minute lang pausieren. Nach spätestens 45 Minuten solltest du deinen Kraftteil beendet haben.
- Jetzt kommt dein Finisher: 4 bis 8 Minuten HIIT in Form von Tabata-Intervallen. Für den Anfang bist du mit 4 Minuten mehr als gut bedient, wenn du 20 Sekunden lang powerst und 10 Sekunden lang pausierst – bis du die 4 Minuten voll hast. Such dir dafür zwei Übungen aus dem Tabata-Teil und wechsle immer ab. Du bist schon ziemlich fit und willst mehr? Dann darfst du gerne eine weitere Runde Tabata dranhängen. Pausier

dafür aber bitte vorher 1 bis 2 Minuten, um wieder etwas Kraft zu sammeln. Tabata-Runde 2 ist geschafft? Jetzt solltest du aber wirklich platt sein. Zeit für dein Cool-down. Suche dir ein bis zwei Übungen aus und führe diese jeweils 1 Minute lang aus.

Zu wenig Zeit?

Du möchtest trainieren, bist aber knapp in der Zeit? Dann denk bitte daran: ohne Warm-up und Mobilisation auch kein Work-out! Aufwärmen ist Pflicht, denn nur so weiß dein Körper, dass es gleich losgeht. Dein Puls steigt, deine Muskelfasern werden besser durchblutet und deine Gelenke werden „geschmiert". Das klingt ein bisschen komisch, bedeutet aber, dass mehr Gelenkflüssigkeit produziert wird, die sich dann im Gelenk verteilt, damit die Bestandteile deiner Gelenke gut gleiten und so besser mit deinen Muskeln zusammenarbeiten. Du wirst deine Übungen nach einem gezielten Warm-up also immer effektiver durchführen als ohne. Nimm dir dafür immer ein paar Minuten Zeit. Zeit sparen kannst du, wenn du eine Kraftübung oder das Tabata-Training wegfallen lässt.

DEIN 4-WOCHEN-PROGRAMM

Du hast keine Lust, dir deinen Trainingsplan selbst zusammenzustellen? Kein Problem! Wir haben dir jeweils zwei 4-Wochen-Pläne vorbereitet: einen mit 30-minütigen Trainingseinheiten und einen mit jeweils 1-stündigen Sessions. Als Anfänger startest du am besten mit den 30 Minuten, damit sich dein Körper an seine neuen Aufgaben gewöhnen kann. Viel Spaß!

Dein 30-Minuten-Trainingsplan

	Mo	Di	Mi	Do	Fr	Sa	So
Woche 1	W1	frei	W2	frei	W3	frei	FT
Woche 2	W4	frei	W1	frei	W2	frei	FT
Woche 3	W3	frei	W4	frei	W1	frei	FT
Woche 4	W2	frei	W3	frei	W4	frei	FT

W steht für Work-out, W1 bedeutet also Work-out Nummer 1 und die anderen entsprechend. FT steht für Faszientraining.

Work-out Nummer 1

WARM-UP ➲ 1 Durchgang, jede Übung jeweils 1 Minute; möglichst keine Pause

Jumping Jack (Seite 58f.)

Heels To Butt (Seite 64f.)

MOBILISATION ➲ 1 Durchgang, jede Übung jeweils 1 Minute

Tiefer Squat (mit Kreisen) (Seite 80f.)

Atomic Frog (Seite 84f.)

KRAFT ➲ 2 bis 3 Durchgänge mit je 12 Wiederholungen pro Übung; zwischen den Durchgängen 30 bis 45 Sekunden Pause; vor einer neuen Übung 45 Sekunden bis 60 Sekunden Pause

Squat (Seite 92f.)

Good Morning (Seite 100f.)

Lunge (Seite 108f.)

Lying Hip Raises (Seite 114f.)

TABATA (HIIT) ➲ zwischen den Übungen immer hin- und herwechseln: 20 Sekunden Belastung, 10 Sekunden Pause; 4 Minuten insgesamt

Skater (Seite 134f.)

Mountain Climber (Seite 146f.)

COOL-DOWN ➲ 1 Minute; nach 30 Sekunden die Seite wechseln

Couch-Stretch (Seite 156.)

Work-out Nummer 2

WARM-UP ➲ 1 Durchgang, jede Übung jeweils 1 Minute; möglichst keine Pause

Squat Jumps (Seite 62f.)

Duck Walk (Seite 66f.)

MOBILISATION ➲ 1 Durchgang, jede Übung jeweils 1 Minute, beim Lunge nach 30 Sekunden die Seite wechseln

Lunge mit Schulterrotation (Seite 86f.)

90/90 (Seite 82f.)

KRAFT ➲ 2 bis 3 Durchgänge mit je 12 Wiederholungen pro Übung; zwischen den Durchgängen 30 bis 45 Sekunden Pause; vor einer neuen Übung 45 Sekunden bis 60 Sekunden Pause

Sumo Squat (Seite 94f.)

Deadlift (Seite 102f.)

Leg Raise (Seite 106f.)

Curtsy Lunge (Seite 112f.)

TABATA (HIIT) ➲ zwischen den Übungen immer hin- und herwechseln: 20 Sekunden Belastung, 10 Sekunden Pause; 4 Minuten insgesamt

High Knee Run (Seite 140f.)

Burpee (Seite 150.)

COOL-DOWN ➲ 1 Minute; nach 30 Sekunden die Seite wechseln

Dove-Stretch (Seite 162f.)

Work-out Nummer 3

WARM-UP ➲ 1 Durchgang, jede Übung jeweils 1 Minute; möglichst keine Pause

Rope Skipping (Seite 60f.)

Heels To Butt (Seite 64f.)

MOBILISATION ➲ 1 Durchgang, jede Übung jeweils 1 Minute

Downward Facing Dog and Cobra (Seite 88f.)

Tiefer Squat (mit Kreisen) (Seite 80f.)

KRAFT ➲ 3 bis 4 Durchgänge mit je 12 Wiederholungen pro Seite; zwischen den Durchgängen 30 bis 45 Sekunden Pause; vor einer neuen Übung 45 Sekunden bis 60 Sekunden Pause

Pistol Squat (Seite 96f.)

Single-Leg-Deadlift (Seite 104f.)

Side Lunge (Seite 110f.)

Donkey Kicks (Seite 122f.)

TABATA (HIIT) ➲ zwischen den Übungen immer hin- und herwechseln: 20 Sekunden Belastung, 10 Sekunden Pause; 4 Minuten insgesamt

Basketballer (Seite 136f.)

Squat and Kick (Seite 142f.)

COOL-DOWN ➲ 1 Minute; nach 30 Sekunden die Seite wechseln

Biceps-femoris-Stretch (Seite 158f.)

Work-out Nummer 4

WARM-UP ➲ 1 Durchgang, jede Übung jeweils 1 Minute; möglichst keine Pause

Squat Jumps (Seite 62f.)

Jumping Jack (Seite 58f.)

MOBILISATION ➲ 1 Durchgang, jede Übung jeweils 1 Minute

90/90 (Seite 82f.)

Lunge mit Schulterrotation (Seite 86f.)

KRAFT ➲ 2 bis 3 Durchgänge mit je 12 Wiederholungen pro Übung; zwischen den Durchgängen 30 bis 45 Sekunden Pause; vor einer neuen Übung 45 Sekunden bis 60 Sekunden Pause

Squat (Seite 92f.)

Bulgarian Split Squat (Seite 98f.)

Deadlift (Seite 102f.)

Step-up (Seite 128f.)

TABATA (HIIT) ➲ zwischen den Übungen immer hin- und herwechseln: 20 Sekunden Belastung, 10 Sekunden Pause; 4 Minuten insgesamt

Jumping Lunges (Seite 144f.)

Jump and Run (Seite 152f.)

COOL-DOWN ➲ 1 Minute; nach 30 Sekunden die Seite wechseln

Couch-Stretch (Seite 156f.)

Dein 60-Minuten-Trainingsplan

	Mo	Di	Mi	Do	Fr	Sa	So
Woche 1	W1	frei	W2	frei	W3	frei	FT
Woche 2	W4	frei	W1	frei	W2	frei	FT
Woche 3	W3	frei	W4	frei	W1	frei	FT
Woche 4	W2	frei	W3	frei	W4	frei	FT

W steht für Work-out, W1 bedeutet also Work-out Nummer 1 und die anderen entsprechend. FT steht für Faszientraining.

Work-out Nummer 1

WARM-UP ➲ 2 Durchgänge, jede Übung jeweils 1 Minute; zwischen den Durchgängen möglichst nur eine kleine/keine Pause

Jumping Jack (Seite 58f.)

Heels To Butt (Seite 64f.)

MOBILISATION ➲ 1 Durchgang, jede Übung jeweils 1 Minute

Tiefer Squat (Seite 80f.)

Atomic Frog (Seite 84f.)

Rollen der Waden (Seite 78f.)

KRAFT ➲ 3 bis 4 Durchgänge mit je 12 Wiederholungen pro Seite; zwischen den Übungen 45 bis 60 Sekunden Pause und zwischen den Durchgängen 30 bis 45 Sekunden Pause einlegen

Squats (Seite 92f.)

Good Morning (Seite 100f.)

Lunge (Seite 108f.)

Lying Hip Raises (Seite 114f.)

Donkey Kicks (Seite 122f.)

TABATA (HIIT) ➲ zwischen den Übungen immer hin- und herwechseln: 20 Sekunden Belastung, 10 Sekunden Pause; 4 Minuten insgesamt

Skater (Seite 134f.)

Mountain Climber (Seite 146f.)

COOL-DOWN ➲ jeweils 1 Minute; beim Couch-Stretch nach 30 Sekunden die Seite wechseln

Couch-Stretch (Seite 156f.)

Childs Pose (Seite 164f.)

Work-out Nummer 2

WARM-UP ➲ 2 Durchgänge, jede Übung jeweils 1 Minute; zwischen den Durchgängen möglichst nur eine kleine/keine Pause

Squat Jumps (Seite 62f.)

Duck Walk (Seite 66f.)

MOBILISATION ➲ 1 Durchgang, jede Übung jeweils 1 Minute; beim Lunge und beim Rollen jede Seite 30 Sekunden

Lunge mit Schulterrotation (Seite 86f.)

90/90 (Seite 82f.)

Rollen der Gesäßmuskulatur (Seite 74f.)

KRAFT ➲ 3 bis 4 Durchgänge mit je 12 Wiederholungen pro Seite; zwischen den Übungen 45 bis 60 Sekunden Pause und zwischen den Durchgängen 30 bis 45 Sekunden Pause einlegen

Sumo Squat (Seite 94f.)

Deadlift (Seite 102f.)

Leg Raise (Seite 106f.)

Curtsy Lunge (Seite 112f.)

Wall-Sit (jeweils 1 Minute) (Seite 130f.)

TABATA (HIIT) ➲ zwischen den Übungen immer hin- und herwechseln: 20 Sekunden Belastung, 10 Sekunden Pause; 4 Minuten insgesamt

High Knee Run (Seite 140f.)

Burpee (Seite 150f.)

COOL-DOWN ➲ jeweils 1 Minute; beim Dove-Stretch nach 30 Sekunden die Seite wechseln

Dove-Stretch (Seite 162f.)

Childs Pose (Seite 164f.)

Work-out Nummer 3

WARM-UP ➲ 2 Durchgänge, jede Übung jeweils 1 Minute; zwischen den Durchgängen möglichst nur eine kleine/keine Pause

Rope Skipping (Seite 60f.)

Heels To Butt (Seite 64f.)

MOBILISATION ➲ 1 Durchgang, jede Übung jeweils 1 Minute; beim Rollen jede Seite 30 Sekunden

Downward Facing Dog and Cobra (Seite 88f.)

Tiefer Squat (mit Kreisen) (Seite 80f.)

Rollen der Oberschenkelinnenseiten (Seite 76f.)

KRAFT ➲ 3 bis 4 Durchgänge mit je 12 Wiederholungen pro Seite, zwischen den Durchgängen 30 bis 45 Sekunden Pause; vor einer neuen Übung 45 Sekunden bis 60 Sekunden Pause

Pistol Squat (Seite 96f.)

Single-Leg-Deadlift (Seite 104f.)

Side Lunge (Seite 110f.)

Donkey Kicks (Seite 122f.)

Kneel to Squat (Seite 126f.)

TABATA (HIIT) ➲ zwischen den Übungen immer hin- und herwechseln: 20 Sekunden Belastung, 10 Sekunden Pause; 4 Minuten insgesamt

Basketballer (Seite 136f.)

Squat and Kick (Seite 142f.)

COOL-DOWN ➲ jeweils 1 Minute; beim Biceps-femoris-Stretch nach 30 Sekunden die Seite wechseln

Biceps-femoris-Stretch (Seite 158f.)

Wall-Stretch (Seite 160f.)

Work-out Nummer 4

WARM-UP ➲ 2 Durchgänge, jede Übung jeweils 1 Minute; zwischen den Durchgängen möglichst nur eine kleine/keine Pause

Squat Jumps (Seite 62f.)

Jumping Jack (Seite 58f.)

MOBILISATION ➲ 1 Durchgang, jede Übung jeweils 1 Minute; beim Lunge und beim Rollen jede Seite 30 Sekunden

90/90 (Seite 82f.)

Lunge mit Schulterrotation (Seite 86f.)

Rollen der Oberschenkelvorderseite (Seite 70f.)

KRAFT ➲ 3 bis 4 Durchgänge mit je 12 Wiederholungen pro Seite, zwischen den Durchgängen 30 bis 45 Sekunden Pause; vor einer neuen Übung 45 Sekunden bis 60 Sekunden Pause

Squat (Seite 92f.)

Bulgarian Split Squat (Seite 98f.)

Deadlift (Seite 102f.)

Step-up (Seite 128f.)

Dirty Dog (Seite 124f.)

TABATA (HIIT) ➲ zwischen den Übungen immer hin- und herwechseln: 20 Sekunden Belastung, 10 Sekunden Pause; 4 Minuten insgesamt

Jumping Lunges (Seite 144f.)

Jump and Run (Seite 152f.)

COOL-DOWN ➲ jeweils 1 Minute; beim Couch-Stretch nach 30 Sekunden die Seite wechseln

Couch-Stretch (Seite 156)

Childs Pose (Seite 164)

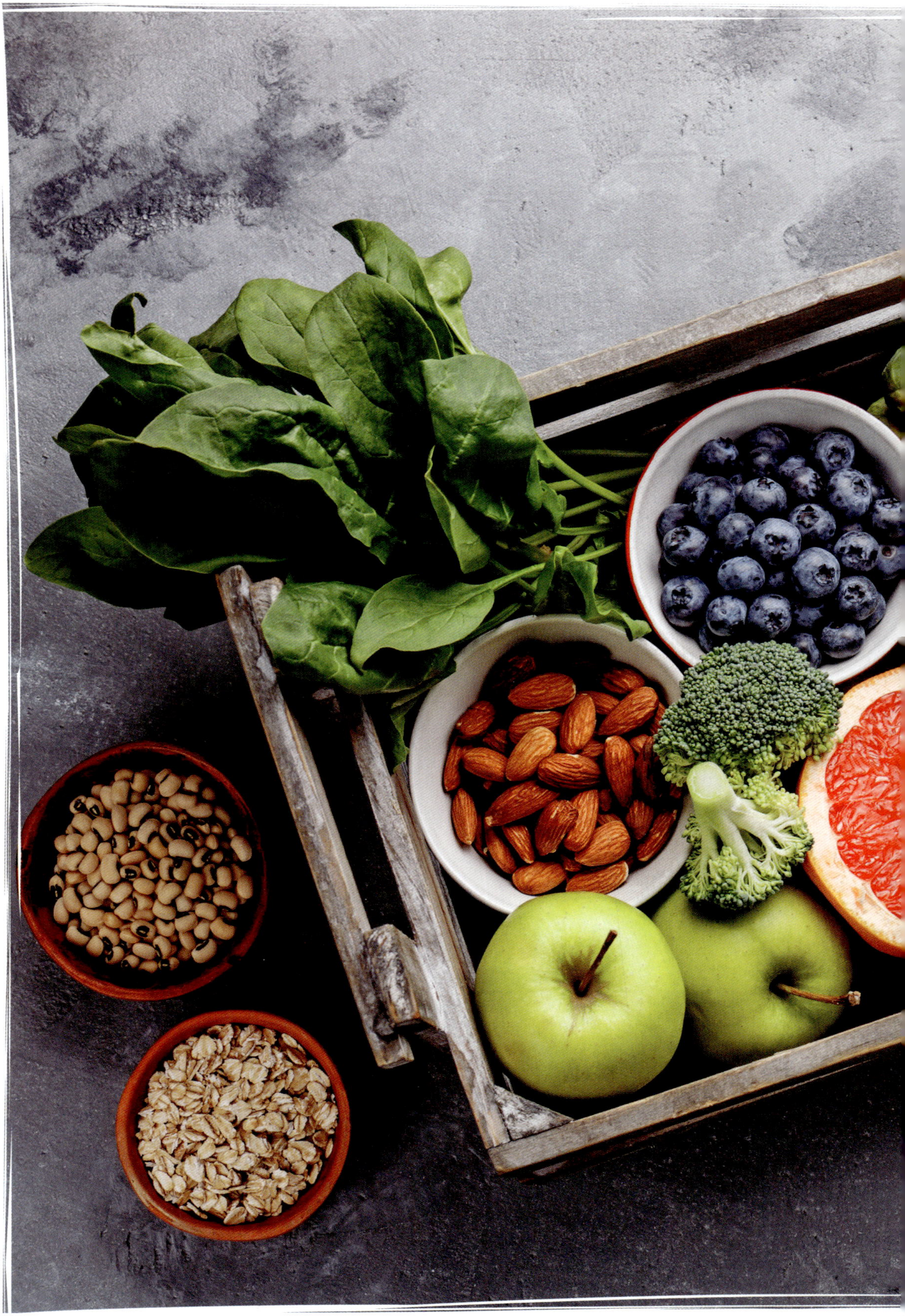

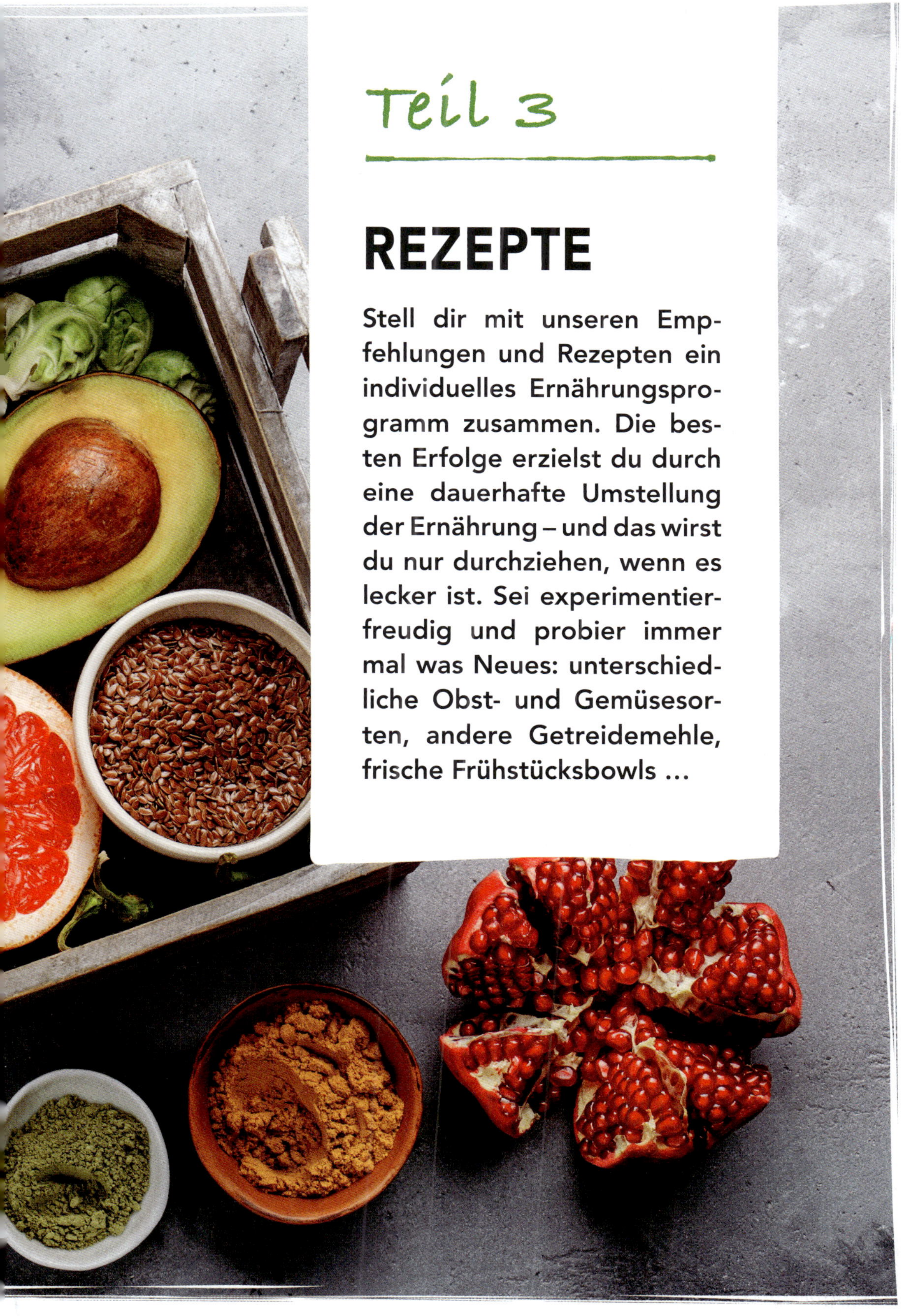

Teil 3

REZEPTE

Stell dir mit unseren Empfehlungen und Rezepten ein individuelles Ernährungsprogramm zusammen. Die besten Erfolge erzielst du durch eine dauerhafte Umstellung der Ernährung – und das wirst du nur durchziehen, wenn es lecker ist. Sei experimentierfreudig und probier immer mal was Neues: unterschiedliche Obst- und Gemüsesorten, andere Getreidemehle, frische Frühstücksbowls …

Gezielt ernähren

Um deiner Cellulite den Kampf anzusagen, musst du weder den ganzen Tag lang Salat knabbern noch penibel deine Kalorien zählen. Im Gegenteil – eine kalorienarme und einseitige Ernährung wird dein Hautbild vermutlich eher verschlechtern. Es gibt allerdings ein paar Dinge, auf die du achten solltest, um dein Hautbild zu verbessern. Dazu gehört natürlich eine nährstoffreiche, frische und ausgewogene Ernährung. Für ein straffes Kollagengerüst sind Vitamine, Spurenelemente und ganz bestimmte Eiweißbausteine, sogenannte Aminosäuren, unverzichtbar. Um deine Muskelmasse zu erhöhen, ist es außerdem wichtig, dass du auf deine Eiweißzufuhr insgesamt achtest. Und: Ein paar Lebensmittel fördern zudem den Abbau von Fettgewebe oder den Umbau von weißen in die günstigeren braunen Fettzellen. Alles, was glatte Haut benötigt, haben wir bei der Zusammenstellung unserer Rezepte berücksichtigt. Selbstverständlich kannst und sollst du auch selbst experimentieren. Dafür haben wir dir noch einmal die wichtigsten Regeln und die besten Anti-Cellulite-Lebensmittel zusammengefasst:

1. Muskeln bestehen zu 20 Prozent aus Eiweiß und zu 80 Prozent aus Wasser. Unser Körper kann nur Muskelmasse aufbauen, wenn wir genügend Eiweiß essen. Für Frauen ist das oft deutlich schwieriger als für Männer. Das liegt zum einen an den unterschiedlichen Hormonspiegeln, aber auch daran, dass wir Frauen unsere Eiweißzufuhr oft vernachlässigen oder uns bei der aufgenommenen Eiweißmenge verschätzen. Keine Angst: Um genügend Eiweiß zu dir zu nehmen, musst du ab jetzt nicht jeden Tag Steaks in die Pfanne hauen oder rohe Eier trinken. Auch mit rein pflanzlicher Kost kannst du genügend Eiweiß aufnehmen. Dann ist es oft sinnvoll, wenn du deine Eiweißquellen mit bestimmten Lebensmitteln kombinierst. So werden die pflanzlichen Eiweiße aufgewertet und du erzielst eine bessere Zusammensetzung der Eiweißbausteine. Gute Kombinationen sind zum Beispiel:

- Getreideprodukte oder Reis mit Hülsenfrüchten (Bohnen, Kichererbsen, Linsen),
- Kartoffeln mit Eiern und Quark oder anderen Milchprodukten,
- Erbsensuppe mit Vollkornbrot oder Erdnussbutter-Vollkorn-Sandwich.

2. Auch fetter Fisch, wie zum Beispiel Lachs und Hering, sollte ab jetzt regelmäßig auf deinem Speiseplan stehen. Er liefert hochwertige Omega-3-Fettsäuren und die können die ungeliebten weißen Fettzellen teilweise in die günstigeren braunen umwandeln. Als Faustregel gilt: Je fetter der Fisch, desto mehr gutes „Fischöl" enthält er.

3. Pflanzenöle bieten eine gute vegane Alternative. Wenn du auf tierische Lebensmittel verzichten oder diese durch pflanzliche Alternativen ergänzen möchtest, dann greifst du idealerweise zu Lein-, Raps- oder Walnussöl. 2 Esslöffel Leinöl decken schon deinen Tagesbedarf an Omega-3-Fettsäuren. Nüsse und Samen wie Leinsamen, Hanfsaat oder Chiasamen liefern ebenfalls die wertvollen Fettsäuren.

4. Auch Chili, Ingwer und Co. haben positive Effekte auf dein Fettgewebe. Wenn du Schärfe verträgst und magst – greif zu! Vor allem der Wirkstoff Capsaicin aus Chili kurbelt die Wärmeproduktion und damit deine Fettverbrennung an. Er verwandelt deine weißen in braune Fettzellen. Chilipulver gibt es in verschiedenen Schärfegraden. Die Schärfe wird in Scoville-Einheiten gemessen: je höher, desto schärfer. Die Skala reicht von 1 bis 16 Millionen. Tabasco und Jalapeños kommen auf 2500 bis 5000 Scoville-Einheiten.

5. Um neue Kollagenfasern zu spinnen, benötigt unser Bindegewebe bestimmte Eiweißbausteine. Lysin ist in Lachs, Eiern, Walnüssen, Vollkornmehl und Erbsen enthalten. Prolin findest du vor allem in Sojaprodukten, aber auch in Rind- und Schweinefleisch, in Fisch, Hülsenfrüchten und Walnüssen. Glycin liefern vor allem Fisch (Thunfisch, Makrele, Forelle), Erdnüsse, Kürbiskerne und Hülsenfrüchte.

6. Rindfleisch, Weizenkeime und Meeresfrüchte finden wir auch toll, denn sie sind hervorragende Lieferanten für Zink. Dieses Spurenelement wird zum Kollagenaufbau benötigt.

7. Zu den kupferreichen Lebensmitteln gehören Cashewnüsse, Kichererbsen, Grünkohl, roher Kakao, Sesam, Quinoa, Mandeln, Linsen, Chiasamen, Avocados und Rosinen, Gerste und Haferflocken. Kupfer ist für die Arbeit von bestimmten Enzymen notwendig, ohne die die Kollagenbildung nicht möglich wäre, und deshalb sind diese Lebensmittel auch extrem wichtig.

8. Auch Vitamin C spielt eine wichtige Rolle. Es sorgt für die gute Vernetzung der Kollagenfasern untereinander. Die besten Vitamin-C-Quellen sind Acerolakirschen, Sanddornbeeren, Guave, Schwarze Johannisbeeren, Paprika, Brokkoli, Grünkohl, Spinat und Erdbeeren. Auch Zitrusfrüchte sind okay, enthalten aber weniger Vitamin C als die Früchte und Gemüsesorten, die wir dir aufgezählt haben.

9. Von zu viel Kochsalz solltest du die Finger lassen. Flüssigkeitsstau ist nämlich eine Teilursache der Cellulite und Kochsalz bindet Wasser und kann dadurch den Druck im Bindegewebe weiter ansteigen lassen. Eine Alternative zum üblichen Kochsalz ist natriumarmes Salz. Durch Kaliumchlorid kannst du einen Teil des Kochsalzes ersetzen. Da es jedoch etwas anders schmeckt als das übliche Salz, musst du ein bisschen experimentieren, um die ideale Mischung zu finden. Wenn du von jeder Salzsorte die Hälfte nimmst, hast du eine gute Alternative zu reinem Kochsalz. Noch besser: Du versuchst, deinen Salzkonsum zu reduzieren, und würzt vor allem mit frischen Kräutern.

10. Wenn er dir schmeckt, dann trink jeden Tag einen halben Liter grünen Tee. Grüner Tee unterstützt den Fettabbau, denn bei regelmäßigem Genuss werden weniger Zucker und Nahrungsfette aus deinem Darm aufgenommen. Eine israelische Studie konnte nachweisen, dass Teilnehmer, die zwölf Wochen lang täglich vier Tassen grünen Tee getrunken haben, tatsächlich abgenommen haben.

Wir freuen uns, wenn du unsere Tipps in deine Ernährung integrierst, und wünschen dir viel Spaß beim Nachkochen unserer Gerichte.

FRÜHSTÜCK

Vollkornbrot mit Avocado und Ei

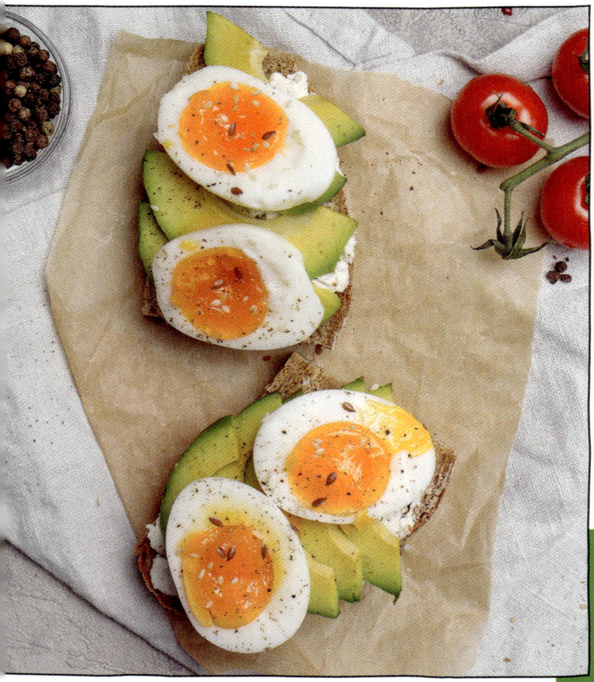

Zutaten für 1 Person:

- 1 Ei
- 1 kleine, reife Avocado
- 1 TL Limettensaft
- Chiliflocken
- 2 Scheiben Vollkornbrot
- 1 EL Magerquark
- Salz
- nach Wunsch 1 EL gehackte Petersilie
- 100 g Kirschtomaten

Pro Person
520 kcal, 20 g Eiweiß, 25 g Fett,
45 g Kohlenhydrate,
15 g Ballaststoffe

Zubereitung:

1. Das Ei hart kochen, pellen und in Scheiben schneiden.
2. Die Avocado schälen, halbieren, den Kern entfernen und das Fruchtfleisch in Spalten schneiden. Mit dem Limettensaft beträufeln und mit Chili würzen.
3. Die Brote mit Quark bestreichen. Die Avocado darauflegen und mit den Ei-Scheiben belegen. Mit etwas Salz würzen. Nach Wunsch mit der Petersilie bestreuen. Die Tomaten waschen und dazu essen.

Quinoa-Porridge mit Beeren und Leinsamen

Zutaten für 1 Person:

- 150 ml Sojamilch
- 50 g Quinoa
- 250 g Heidelbeeren oder Schwarze Johannisbeeren
- 1 Prise Bourbonvanillepulver
- nach Bedarf etwas Birkenzucker
- 10 g Mandelblättchen
- 10 g geschroteter Leinsamen

Zubereitung:

1. Die Sojamilch erhitzen, Quinoa dazugeben und bei geringer Hitze etwa 15 Minuten quellen lassen.
2. Die Beeren waschen, die Johannisbeeren mit einer Gabel von den Rispen streifen unter die Quinoa mischen. Mit Vanille und nach Bedarf mit etwas Birkenzucker abschmecken.
3. Die Mandelblättchen in einer beschichteten Pfanne ohne Fett goldbraun rösten.
4. Das Porridge mit Mandeln und Leinsamen bestreuen.

Pro Person
460 kcal, 19 g Eiweiß, 16 g Fett, 49 g Kohlenhydrate, 16 g Ballaststoffe

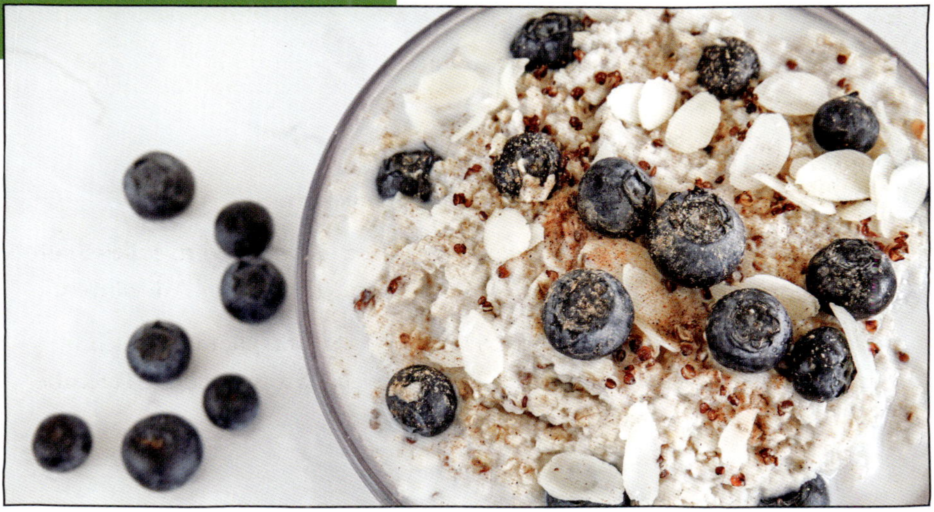

Erdbeer-Salat mit Sesam

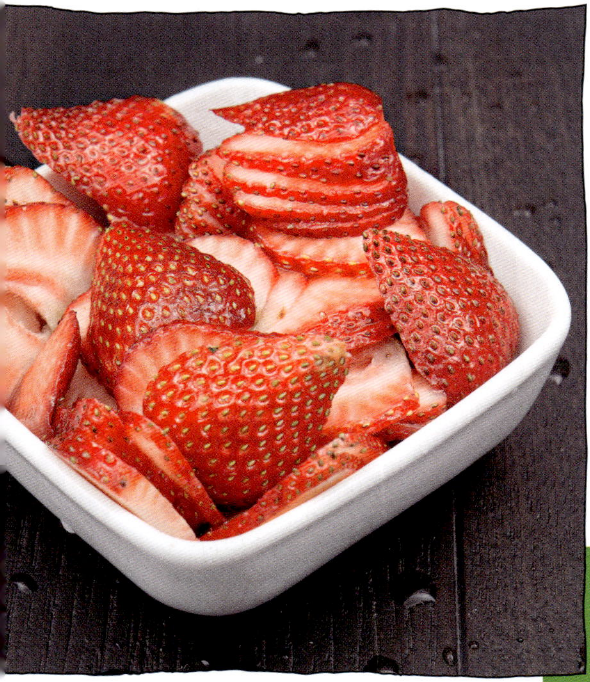

Zutaten für 1 Person:

- 250 g Erdbeeren
- 3 EL Acerolasaft
- 100 g Speisequark (20 % Fett i. Tr.)
- 50 g Vollmilchjoghurt
- 1 EL Orangensaft
- ½ TL Zimtpulver
- 20 g Sesamsamen
- 20 g Kakao-Nibs oder Bitterschokolade

Pro Person
480 kcal, 23 g Eiweiß,
29 g Fett, 23 g Kohlenhydrate,
12 g Ballaststoffe

Zubereitung:

1. Die Erdbeeren waschen, putzen und in Scheiben schneiden. Den Acerolasaft darüberträufeln und 10 Minuten stehen und ziehen lassen.
2. Quark, Joghurt, Orangensaft und Zimt verrühren. Die Beeren daraufgeben.
3. Mit den Sesamsamen und den Kakao-Nibs oder der Bitterschokolade bestreuen.

Tipp:
Sie können den Speisequark durch Magerquark und den Vollmilchjoghurt durch Magerjoghurt ersetzen. Das spart dann 50 Kalorien.

Vollkornbrot mit Spiegeleiern und Dillkrabben

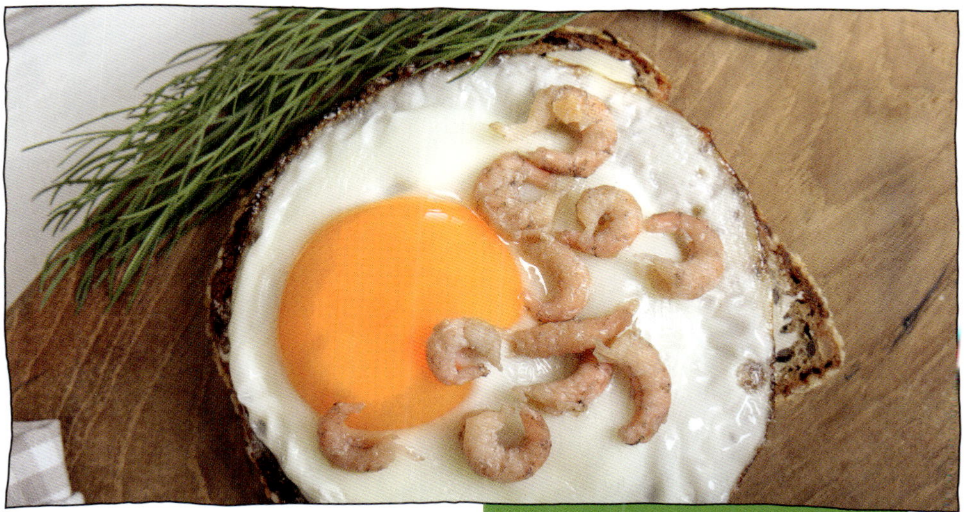

Pro Person
440 kcal, 36 g Eiweiß, 21 g Fett,
24 g Kohlenhydrate,
7 g Ballaststoffe

Zutaten für 1 Person:

- 1 Paprikaschote
- 100 g Nordseekrabbenfleisch
- 1 EL gehackter Dill
- 10 g Butter
- 2 Eier
- Salz
- 1 Scheibe Vollkornbrot
- 2 Blätter Endiviensalat

Zubereitung:

1. Die Paprikaschote putzen, waschen und in Streifen schneiden.
2. Die Krabben und den Dill mischen.
3. Die Butter in einer beschichteten Pfanne erhitzen. Die Eier hineingeben und Spiegeleier braten. Mit etwas Salz würzen.
4. Das Brot mit dem Endiviensalat belegen. Die Spiegeleier und das Krabbenfleisch daraufgeben. Die Paprika dazu essen.

Sandwich mit Lachs und Sprossen

Zutaten für 1 Person:

- 30 g Mungobohnen- oder Alfalfasprossen
- 100 g Salatgurke
- 40 g Schmand
- 1 TL geriebener Meerrettich aus dem Glas
- Chiliflocken
- 2 Scheiben Dinkelbrot
- 2 Scheiben Räucherlachs (à 20 g)

Zubereitung:

1. Die Sprossen waschen und trocken tupfen.
2. Die Salatgurke schälen und in Scheiben schneiden.
3. Den Schmand und den Meerrettich verrühren. Mit Chiliflocken abschmecken.
4. Die Brotscheiben mit dem Meerrettich-Schmand bestreichen. Die Lachsscheiben auf eine Brotscheibe legen, die Sprossen und einige Gurkenscheiben daraufgeben. Mit der zweiten Brotscheibe bedecken, etwas zusammendrücken und diagonal halbieren. Die restlichen Gurkenscheiben dazu essen.

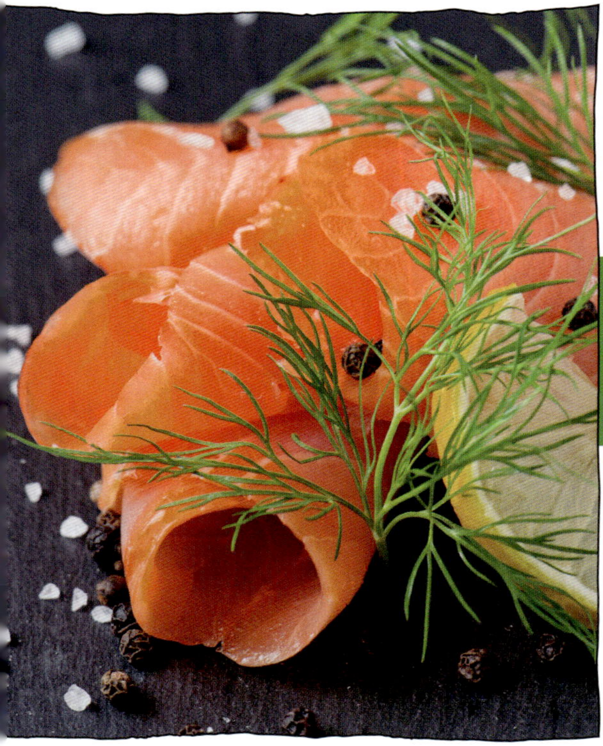

Pro Person
430 kcal, 24 g Eiweiß, 18 g Fett, 41 g Kohlenhydrate, 6 g Ballaststoffe

Tipp:
Anstelle von Schmand kann man auch fertigen Meerrettich-Frischkäse verwenden. Er ist in verschiedenen Fettstufen erhältlich.

Knuspermüsli mit Orange

Zutaten für 1 Person:

- 20 g Haferflocken
- 10 g Rosinen
- 10 g gehackte Mandeln
- 20 g Walnusskerne
- 1 Orange
- 200 ml Kefir
- 1 TL Bourbonvanillepulver
- 1 EL gehackte Zitronenmelisse

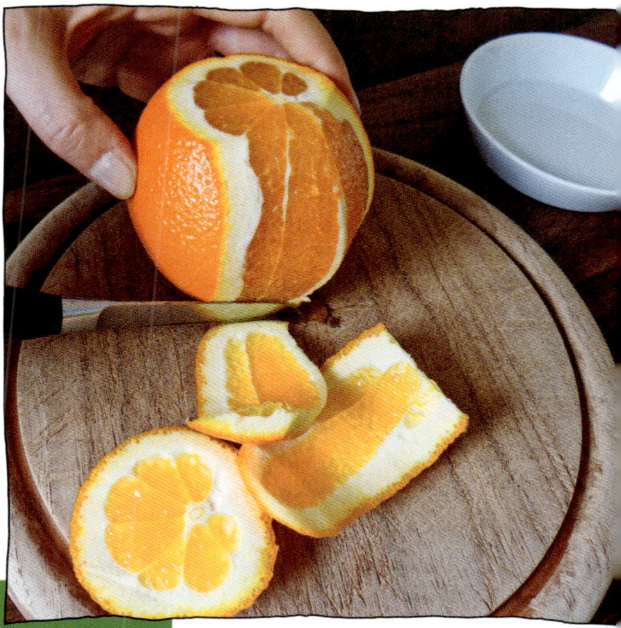

Pro Person
510 kcal, 17 g Eiweiß,
28 g Fett, 40 g Kohlenhydrate,
8 g Ballaststoffe

Zubereitung:

1. Haferflocken, Rosinen und Mandeln mischen. Die Walnüsse grob hacken und untermischen.
2. Die Orange so dick schälen, dass auch die weiße Haut entfernt wird. Die Orange in Stücke schneiden und zu der Müslimischung geben.
3. Kefir, Vanillepulver und Zitronenmelisse dazugeben und verrühren.

MITTAGESSEN

Orientalische Linsensuppe

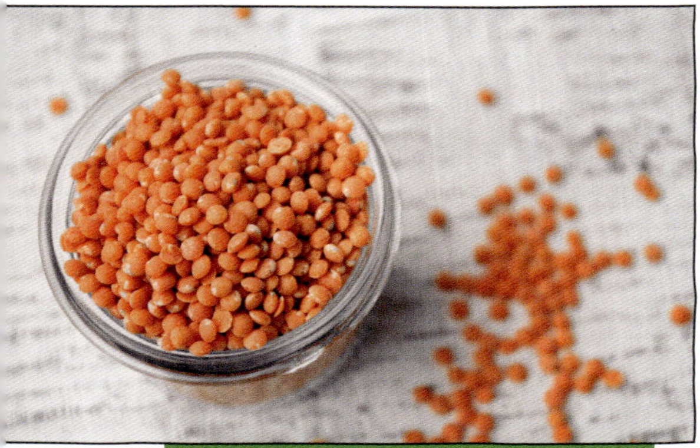

Pro Person
590 kcal, 29 g Eiweiß, 20 g Fett, 69 g Kohlenhydrate, 9 g Ballaststoffe

Zutaten für 1 Person:

- 1 Zwiebel
- 1 Knoblauchzehe
- 1 EL Rapsöl
- 70 g rote Linsen
- 1 EL Kurkumapulver
- 1 TL Ras el Hanout
- 5 EL Kokosnussmilch light
- Salz
- Chiliflocken
- 1 Scheibe Dinkelbrot
- 1 kleine Möhre
- 1 EL gehackte Petersilie
- 75 g Vollmilchjoghurt
- 1 TL Zitronenabrieb (unbehandelt)

Zubereitung:

1. Die Zwiebel und die Knoblauchzehe schälen, fein würfeln und im heißen Öl andünsten. Linsen, Kurkumapulver und Ras el Hanout dazugeben. Etwa 375 Milliliter Wasser und die Kokosmilch zugießen und mit etwas Salz und Chiliflocken würzen. Die Suppe etwa 10 Minuten köcheln lassen, bis die Linsen weich sind.
2. Inzwischen das Brot in Würfel schneiden und in einer beschichteten Pfanne ohne Fett rösten. Herausnehmen. Die Möhre schälen und in sehr feine Streifen schneiden. Die Petersilie dazugeben.
3. Den Joghurt und die abgeriebene Zitronenschale verrühren.
4. Die Linsen pürieren, abschmecken und auf einen Suppenteller geben.
5. Die Möhren-Petersilien-Mischung und die Croûtons darübergeben. Den Joghurt nach und nach in die Suppe geben.

Lachsfilet mit Fenchel-Bulgur

Zutaten für 1 Person:

- 1 Fenchelknolle
- 1 Paprikaschote
- 1 Zwiebel
- 1 Knoblauchzehe
- 1 EL Rapsöl
- Salz
- Pfeffer
- ½ TL Fenchelsamen
- 10 g Rosinen
- 3–4 EL Gemüsebrühe
- 50 g Instant-Bulgur
- ½ Limette
- 4 schwarze Pfefferkörner
- 125 g Lachsfilet

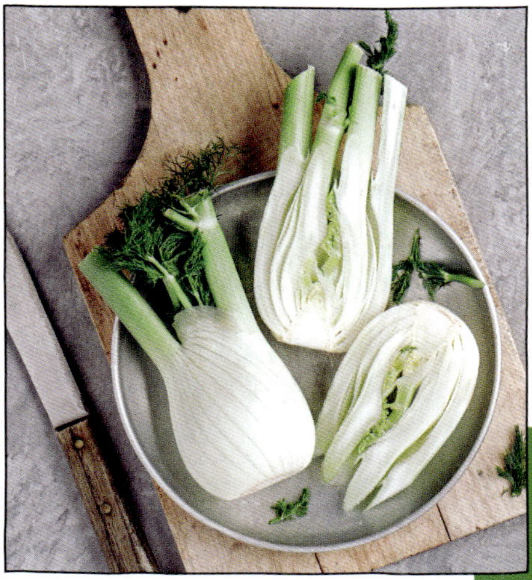

Zubereitung:

1. Den Fenchel und die Paprika putzen, waschen und in Streifen schneiden. Die Zwiebel und die Knoblauchzehe schälen, fein würfeln und im heißen Öl andünsten. Das Gemüse dazugeben, kurz andünsten und mit Salz, Pfeffer und Fenchelsamen würzen. Die Rosinen und die Brühe hinzufügen und das Gemüse 10 Minuten garen.
2. Den Bulgur in gesalzenem Wasser nach Packungsanweisung zubereiten.
3. Die Limette heiß waschen, trocken tupfen, in Scheiben schneiden und in einem Topf Salzwasser mit den Pfefferkörnern aufkochen. Das Lachsfilet waschen, trocken tupfen, in den Topf geben und in ungefähr 5 Minuten gar ziehen lassen.
4. Das Fenchel-Paprika-Gemüse abschmecken und auf dem Bulgur anrichten. Den Lachs aus dem Sud heben und dazu servieren.

Pro Person
610 kcal, 34 g Eiweiß, 26 g Fett, 54 g Kohlenhydrate, 13 g Ballaststoffe

Tofu-Gemüse-Pfanne mit Nussreis

Zutaten für 1 Person:

- 80 g Tofu
- 1 Stück Ingwer (ca. 10 g)
- 1 Knoblauchzehe
- 1 EL Reisessig (oder Sherry)
- 1 Paprikaschote
- 150 g Brokkoli
- 50 g Vollkornreis
- Salz
- 1 EL Rapsöl
- ½ TL Currypulver
- Chiliflocken
- 5 EL Gemüsebrühe
- 10 g Mandelkerne (blanchiert)
- 10 g Cashewkerne
- 10 g Rosinen

Pro Person
600 kcal, 27 g Eiweiß, 27 g Fett, 57 g Kohlenhydrate, 10 g Ballaststoffe

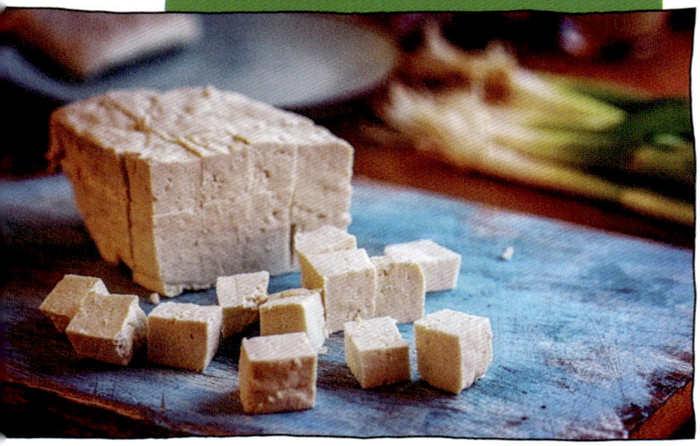

Zubereitung:

1. Den Tofu in Würfel schneiden. Den Ingwer und den Knoblauch schälen und fein hacken. Beides mit dem Reisessig verrühren und über den Tofu geben. Abgedeckt etwa 30 Minuten marinieren.
2. Die Paprikaschote putzen, waschen und in feine Streifen schneiden. Den Brokkoli putzen, waschen und in kleine Röschen teilen.
3. Den Reis in leicht gesalzenem Wasser nach Packungsanweisung garen.
4. Den Tofu aus der Marinade nehmen, abtropfen lassen und dann in dem heißen Öl 2 Minuten braten. Herausnehmen.
5. Das Gemüse in dieselbe Pfanne geben und 1 Minute anbraten. Mit Curry, etwas Salz und Chiliflocken würzen. Die Marinade und die Brühe dazugeben und das Gemüse etwa 5 Minuten dünsten.
6. Den Tofu untermischen. Abschmecken. Den Reis abgießen, abtropfen lassen und Mandeln, Cashewkerne und Rosinen untermischen.

Rote-Bete-Salat mit Stremellachs

Zutaten für 1 Person:

- 250 g Rote Bete (gegart und vakuumverpackt)
- 1–2 EL Weißweinessig
- 2 EL Gemüsebrühe
- 1 Messerspitze Ras el Hanout (Gewürzmischung)
- Pfeffer
- 1 EL Olivenöl
- 1 Knoblauchzehe
- 30 g Weizenkörner (z. B. Ebly)
- Salz
- 30 g Endiviensalat oder Blattsalatmischung
- 1 EL Schnittlauchröllchen
- 10 g Sesamsamen
- 100 g Stremellachs

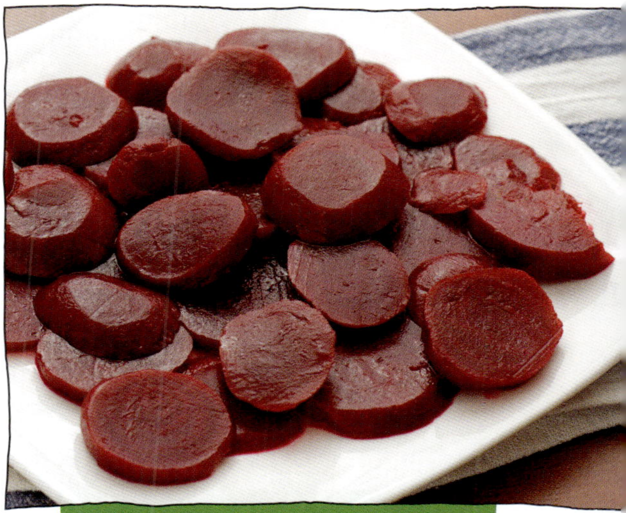

Pro Person
600 kcal, 36 g Eiweiß, 29 g Fett, 44 g Kohlenhydrate, 10 g Ballaststoffe

Zubereitung:

1. Die Rote Bete in dünne Scheiben schneiden. Essig, Brühe, Ras el Hanout, Pfeffer und Öl verrühren. Den Knoblauch abziehen, zerdrücken und hinzugeben. Die Marinade mit der Roten Bete mischen und abgedeckt circa 3 Stunden ziehen lassen.

2. Die Weizenkörner in gesalzenem Wasser nach Packungsanweisung kochen. Dann abgießen, kalt abschrecken, abtropfen lassen und noch lauwarm unter die Rote Bete mischen. Den Blattsalat waschen, trocken tupfen, zerpflücken und mit dem Schnittlauch unter den Salat mischen. Mit dem Sesam bestreuen. Den Stremellachs dazu essen.

Quinoa-Paprika-Salat mit Thunfisch

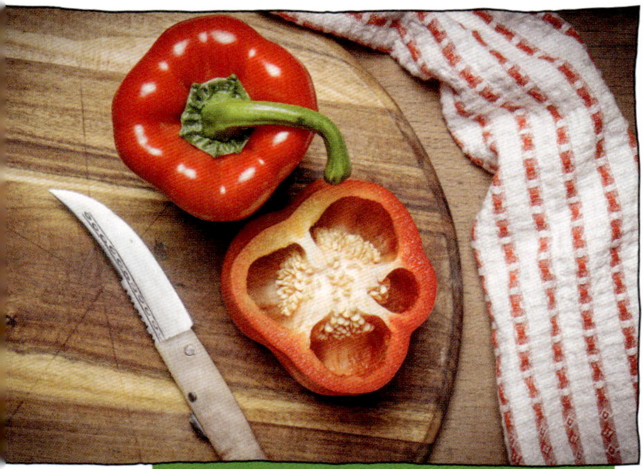

Pro Person
580 kcal, 36 g Eiweiß,
24 g Fett, 47 g Kohlenhydrate,
11 g Ballaststoffe

Zutaten für 1 Person:

- 60 g Quinoa
- Salz
- 1 Paprikaschote
- 150 g Salatgurke
- ½ Bund Radieschen
- 1 kleine Dose Thunfisch (80 g Füllmenge)
- 20 g schwarze, entsteinte Oliven
- 1 EL gehackte Petersilie
- 3 EL Gemüsebrühe
- 1 EL Zitronensaft
- 1 TL mittelscharfer Senf
- Chiliflocken
- 1 EL Olivenöl
- 20 g Kürbiskerne

Zubereitung:

1. Die Quinoa in 60 Milliliter kochendem, leicht gesalzenem Wasser nach Packungsanweisung kurz aufkochen. Dann ausquellen und abkühlen lassen.
2. Die Paprikaschote putzen, waschen und in Würfel schneiden. Die Gurke schälen und in Scheiben schneiden. Die Radieschen putzen, waschen und in Scheiben schneiden. Den Thunfisch abtropfen lassen und zerpflücken.
3. Die Quinoa und die vorbereiteten Zutaten mischen. Die Oliven und die Petersilie untermengen.
4. Brühe, Zitronensaft, Senf, Chiliflocken und Öl verrühren. Eventuell mit etwas Salz abschmecken. Über den Salat geben und gut vermischen. Mit den Kürbiskernen bestreuen.

Tipp:
Wer mag, kann den Thunfisch auch durch 40 Gramm Schafskäse ersetzen. Dann hat der Salat 610 Kalorien.

Spinatsalat mit Granatapfel und Walnuss

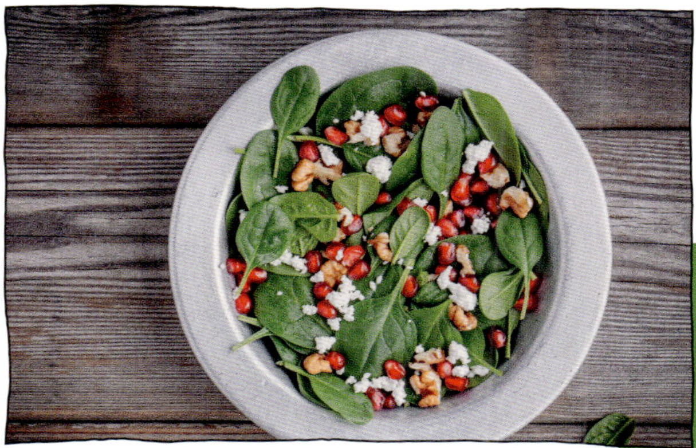

Pro Person
500 kcal, 14 g Eiweiß,
33 g Fett, 32 g Kohlenhydrate,
6 g Ballaststoffe

Zutaten für 1 Person:

- 1 Granatapfel
- 1 kleiner Apfel
- 1 Schalotte
- 50 g Schafskäse
- 80 g junger Blattspinat (frisch)
- 1 EL Himbeeressig
- 1 EL Orangensaft
- 1 TL mittelscharfer Senf
- Salz
- Pfeffer
- 1 TL Ahornsirup
- 1 EL Walnussöl
- 15 g Walnusskerne

Tipp:
Die restlichen Granatapfelkerne abgedeckt in den Kühlschrank stellen und zum Beispiel für weitere pikante Salate, Obstsalate oder den Beeren-Smoothie auf S. 201 verwenden. Außerdem schmecken sie auch in einer Quarkspeise oder einem Müsli sehr gut.

Zubereitung:

1. Den Granatapfel halbieren und die Kerne mit einem Löffel aus der Schale herausklopfen (ergibt etwa 150 Gramm Kerne). Den Apfel schälen, vierteln, das Kerngehäuse herausschneiden und den Apfel in Spalten schneiden. Die Schalotte schälen und fein würfeln. Den Schafskäse würfeln.
2. Den Spinat in eine Schüssel geben. 50 Gramm Granatapfelkerne, Apfel, Schalotte und Schafskäse dazugeben.
3. Essig, Orangensaft, Senf, etwas Salz, Pfeffer, Ahornsirup und Öl verrühren.
4. Das Dressing über den Salat geben und alles mischen.
5. Die Walnüsse grob hacken und über den Salat streuen.

ABENDESSEN

Lammfilet mit Kichererbsen-Auberginen-Gemüse

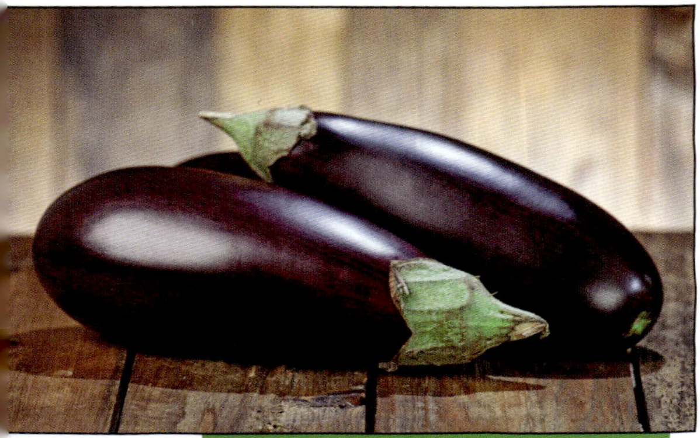

Pro Person
590 kcal, 47 g Eiweiß,
27 g Fett, 34 g Kohlenhydrate,
12 g Ballaststoffe

Zutaten für 1 Person:
- 120 g Kichererbsen (Dose)
- 1 kleine Aubergine
- 1 Knoblauchzehe
- 250 g Kirschtomaten
- 1 EL Rapsöl
- Salz
- Chiliflocken
- ½ TL Kreuzkümmel
- 150 g Lammfilet
- Pfeffer
- gemahlener Piment
- 10 g Walnusskerne

Zubereitung:
1. Die Kichererbsen in ein Sieb geben, mit kaltem Wasser abspülen und gut abtropfen lassen.
2. Die Aubergine putzen, waschen und in Würfel schneiden. Die Knoblauchzehe schälen und fein würfeln. Die Tomaten waschen und klein schneiden.
3. Das Öl erhitzen und die Auberginen darin 5 Minuten kräftig anbraten. Mit Salz, Chili und Kreuzkümmel würzen. Die Kichererbsen und die Tomaten dazugeben und etwa 10 Minuten garen.
4. Das Lammfilet waschen, trocken tupfen und mit Salz, Pfeffer und Piment würzen. Das Fleisch in einer Grillpfanne ohne Fett etwa 6 Minuten braten.
5. Das Gemüse abschmecken und mit dem Lammfilet anrichten. Die Walnüsse darüberstreuen.

Asiatisches Rindfleisch mit Sesam

Viel Eiweiß, wenig Kohlenhydrate!

Zutaten für 1 Person:

- 1 Hüftsteak (200 g)
- 1 Knoblauchzehe
- 1 Stück Ingwer (ca. 10 g)
- 2 EL Sojasoße
- 10 g Sesamsamen
- 1 Chilischote
- 100 g Zuckerschoten
- 1 Möhre
- 1 Zwiebel
- 2 TL Rapsöl
- 5–6 EL Brühe
- Pfeffer
- 1 TL gehackter Koriander

Pro Person
560 kcal, 55 g Eiweiß, 27 g Fett, 21 g Kohlenhydrate, 11 g Ballaststoffe

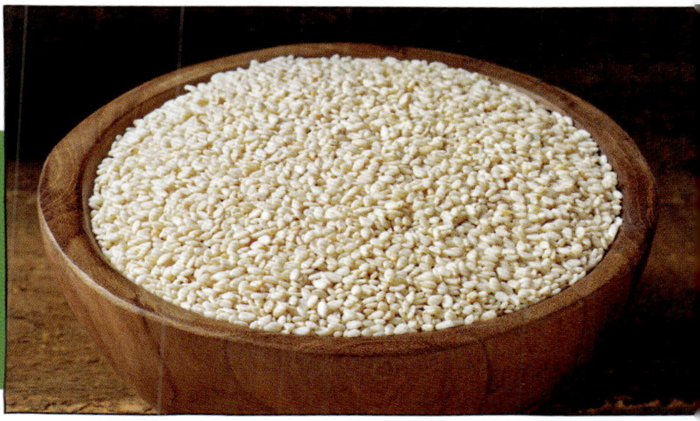

Zubereitung:

1. Das Fleisch waschen, trocken tupfen und in Streifen schneiden. Knoblauch und Ingwer schälen und fein hacken. Die Sojasoße unterrühren. Das Fleisch dazugeben und etwa 30 Minuten marinieren.

2. Den Sesam in einer beschichteten Pfanne ohne Fett goldbraun rösten und beiseitestellen.

3. Die Chilischote halbieren und fein hacken. Die Zuckerschoten putzen, waschen und schräg halbieren. Die Möhre schälen und in dünne Scheiben schneiden. Die Zwiebel schälen und in feine Ringe schneiden.

4. Das Fleisch aus der Marinade nehmen, abtropfen lassen und in 1 Teelöffel heißem Öl etwa 2 Minuten braten. Herausnehmen und beiseitelegen.

5. Das restliche Öl erhitzen. Zwiebel, Chili, Zuckerschoten und Möhren darin etwa 3 Minuten braten. Mit der Marinade und der Brühe ablöschen.

6. Das Fleisch untermischen, erhitzen und mit etwas Pfeffer abschmecken. Mit Sesam und Koriander bestreuen.

Hähnchenbrust mit Tomaten-Bohnen-Gemüse

Viel Eiweiß, wenig Kohlenhydrate!

Zutaten für 1 Person:

- 200 g Prinzessbohnen (TK)
- Salz
- 200 g Hähnchenbrustfilet
- Pfeffer
- 2 TL Olivenöl
- 1 Lauchzwiebel
- 1 Knoblauchzehe
- 150 g gehackte Tomaten aus der Dose
- 1 Messerspitze Sambal Oelek oder Chiliflocken
- 1 TL gehackter Majoran
- 10 g schwarze, entsteinte Oliven
- 30 g Mozzarella
- 2 Basilikumblätter
- 30 g Rucola
- 10 g Walnusskerne

Pro Person
590 kcal, 62 g Eiweiß, 27 g Fett, 20 g Kohlenhydrate, 8 g Ballaststoffe

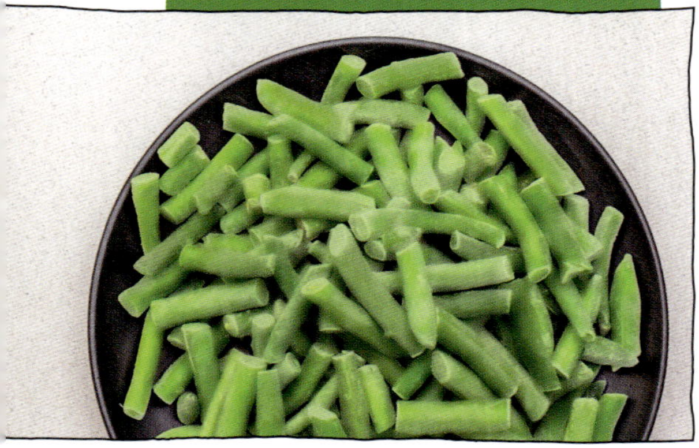

Zubereitung:

1. Die Bohnen in leicht gesalzenem Wasser nach Packungsanweisung kochen. Abgießen und abtropfen lassen.
2. Das Hähnchenbrustfilet waschen, trocken tupfen und mit Salz und Pfeffer würzen. Das Fleisch in 1 Teelöffel heißem Öl etwa 10 Minuten braten.
3. Die Lauchzwiebel putzen, waschen und in Ringe schneiden. Die Knoblauchzehe schälen, fein würfeln und mit der Lauchzwiebel in 1 Teelöffel heißem Öl andünsten.
4. Die Tomaten dazugeben mit Salz, Sambal Oelek und Majoran würzen und etwa 5 Minuten köcheln lassen. Oliven und Bohnen untermischen und erhitzen.
5. Den Mozzarella in Scheiben schneiden. Das Hähnchenfleisch mit Basilikum und Mozzarella belegen und zugedeckt schmelzen lassen.
6. Den Rucola verlesen, waschen, trocken tupfen und grob hacken. Die Bohnen abschmecken. Mit der Hähnchenbrust anrichten und mit dem Rucola und den Walnüssen bestreuen.

Heilbuttfilet auf Blattspinat

Viel Eiweiß, wenig Kohlenhydrate!

Zutaten für 1 Person:

- 250 g schwarzes Heilbuttfilet
- 1 TL Zitronensaft
- Salz
- Pfeffer
- 100 g Tomaten
- 1 rote Zwiebel
- 1 Knoblauchzehe
- 2 TL Olivenöl
- 250 g Blattspinat (TK)
- 1 TL Dinkelvollkornmehl
- Ras el Hanout
- 20 g Pinienkerne

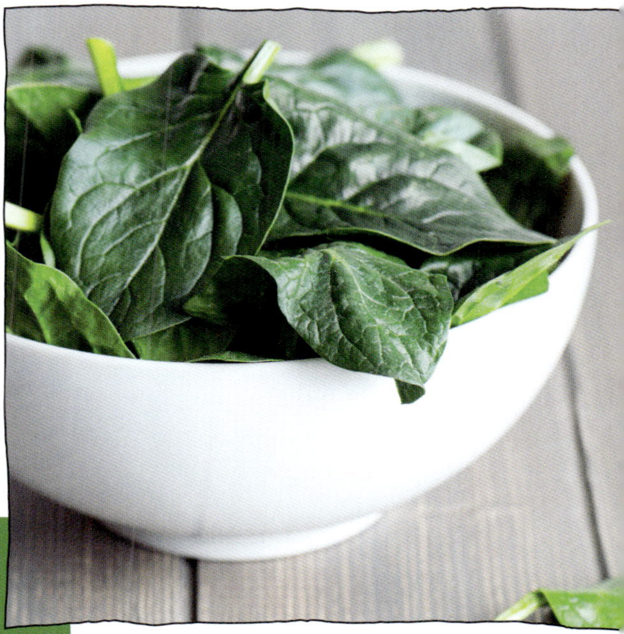

Pro Person
570 kcal, 65 g Eiweiß,
25 g Fett,
15 g Kohlenhydrate,
8 g Ballaststoffe

Zubereitung:

1. Das Heilbuttfilet waschen, trocken tupfen und mit dem Zitronensaft beträufeln. Mit Salz und Pfeffer würzen.
2. Die Tomaten häuten, vierteln, entkernen und in Würfel schneiden. Die Zwiebel und den Knoblauch schälen, fein würfeln und in 1 Teelöffel heißem Öl andünsten. Den Spinat dazugeben und etwa 10 Minuten dünsten. Nach 5 Minuten die Tomaten untermischen.
3. Das Fischfilet in Mehl wenden, abklopfen und im restlichen heißen Öl etwa 8 Minuten braten.
4. Den Spinat mit Ras el Hanout, Salz und Pfeffer abschmecken. Mit den Pinienkernen bestreuen.

Avocado-Tomaten-Salat mit Meatballs

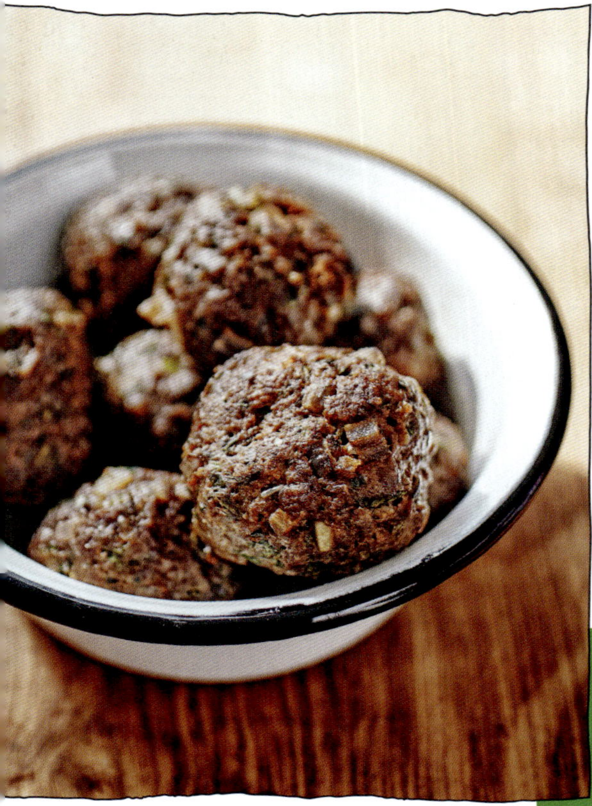

Zutaten für 1 Person:

- 100 g Rinderhackfleisch
- 1 TL geschroteter Leinsamen (ca. 5 g)
- 1 EL Skyr
- 1 Messerspitze Kreuzkümmel
- Chiliflocken
- Salz
- 2 TL Olivenöl
- 150 g Kirschtomaten
- 1 kleine reife Avocado
- 1 TL Limettensaft
- 1 rote Zwiebel
- 1–2 EL Aceto balsamico
- 2 EL Gemüsebrühe
- Pfeffer
- 1 EL gehacktes Basilikum

Pro Person
600 kcal, 29 g Eiweiß,
46 g Fett,
14 g Kohlenhydrate,
10 g Ballaststoffe

Zubereitung:

1. Hackfleisch, Leinsamen, Skyr, Kreuzkümmel, Chili und etwas Salz verkneten. Abschmecken. Aus der Masse 3 kleine Frikadellen formen und in 1 Teelöffel heißem Öl etwa 5 Minuten braten.

2. Die Tomaten waschen und halbieren. Die Avocado halbieren, den Kern entfernen, die Hälften schälen und in Würfel schneiden. Mit dem Limettensaft beträufeln. Die Zwiebel schälen und würfeln. Alle vorbereiteten Zutaten mischen.

3. Aceto balsamico, Brühe, Salz, Pfeffer, Basilikum und das restliche Öl verrühren. Abschmecken. Über den Salat geben. Die Meatballs darauf anrichten.

Kokos-Reis-Salat mit Hähnchenbrust

Zutaten für 1 Person:

- 175 g Hähnchenbrustfilet
- Chiliflocken
- 1 Bio-Limette
- 1 TL Rapsöl
- 40 g Vollkornreis
- Salz
- 200 g Salatgurke
- 2 Lauchzwiebeln
- 4 EL Kokosnussmilch light
- Pfeffer
- 1 EL gehackter Koriander/Petersilie
- 10 g Kokosraspel
- 10 g geröstete, ungesalzene Erdnüsse

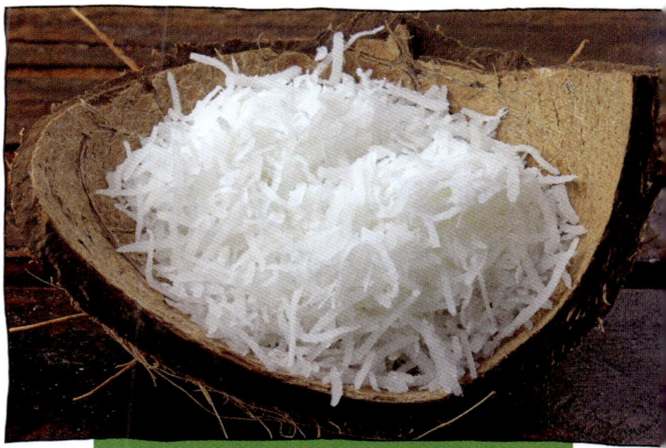

Pro Person
580 kcal, 49 g Eiweiß, 22 g Fett, 41 g Kohlenhydrate, 6 g Ballaststoffe

Zubereitung:

1. Das Hähnchenbrustfilet waschen, trocken tupfen und mit Chiliflocken würzen. Die Limette heiß waschen und trocken reiben. Die Schale abreiben und den Saft auspressen. Die Hälfte der Limettenschale und 1 Esslöffel Saft mit dem Öl verrühren, das Fleisch damit beträufeln und etwa 30 Minuten marinieren.

2. Den Reis in leicht gesalzenem Wasser nach Packungsanweisung garen. In ein Sieb abgießen, mit kaltem Wasser abschrecken und gut abtropfen lassen. Den Reis in eine Schüssel geben und auskühlen lassen.

3. Die Gurke schälen und in grobe Würfel schneiden. Die Lauchzwiebeln waschen, und in Ringe schneiden. Beides unter den Reis mischen. Kokosnussmilch, restliche Limettenschale und etwa 2 Esslöffel Saft, Pfeffer, Chiliflocken und etwas Salz verrühren. Die Marinade über den Salat geben. Etwa 1 Stunde durchziehen lassen. Den Koriander oder die Petersilie unter den Reissalat mischen.

4. Die Kokosraspel in einer beschichteten Pfanne ohne Fett goldbraun rösten. Herausnehmen und abkühlen lassen. Das Hähnchenbrustfilet in der Pfanne 8 bis 10 Minuten braten. Die Erdnüsse grob hacken und mit den Kokosraspeln unter den Salat mischen. Den Salat mit dem Fleisch servieren.

DRINKS

Kokos-Bananen-Shake

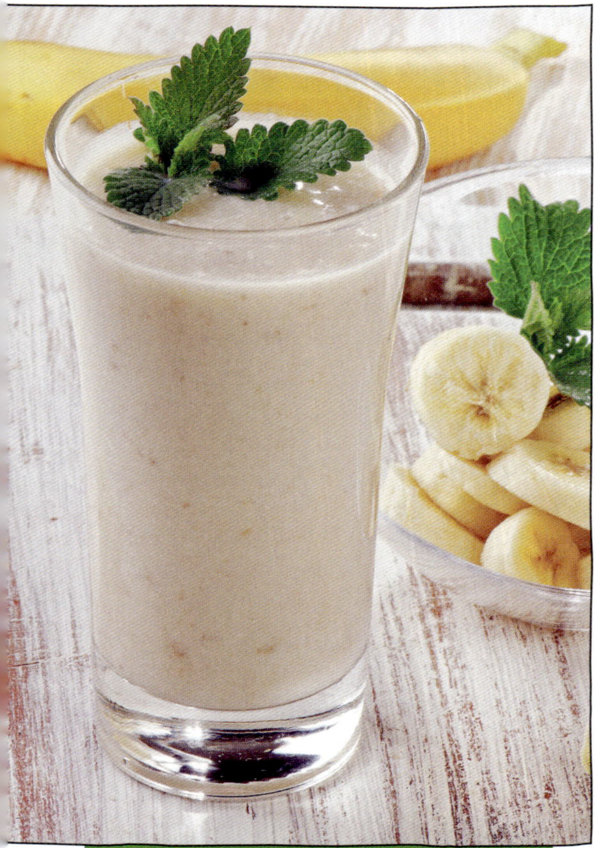

Zutaten für 1 Person:

- ¼ l Buttermilch
- 1 Banane (ca. 150 g)
- 1 EL Kokosraspel
- 1 EL Orangensaft
- 1 TL Bourbonvanillepulver

Zubereitung:

1. Die Buttermilch in einen Messbecher gießen. Die Banane schälen, in Stücke schneiden und in die Buttermilch geben. Die Kokosraspel dazugeben und alles mit einem Pürierstab fein pürieren.
2. Den Shake mit Orangensaft und Vanille abschmecken. In ein hohes Glas füllen.

Pro Person
260 kcal, 11 g Eiweiß, 8 g Fett,
32 g Kohlenhydrate, 4 g Ballaststoffe

Beeren-Smoothie

Zutaten für 1 Person:

- 100 g Schwarze Johannisbeeren oder Heidelbeeren
- 25 g Granatapfelkerne
- 10 g Korinthen
- 100 g Skyr
- 125 ml Buttermilch
- 10 g Chiasamen
- 1–2 TL Bourbonvanillepulver
- nach Wunsch etwas Birkenzucker
- nach Wunsch Mineralwasser oder stilles Wasser
- 1 TL gehackte Zitronenmelisse

Zubereitung:

1. Die Beeren waschen, putzen und in einen Rührbecher geben. Die Granatapfelkerne und die Korinthen zufügen. Den Skyr und die Buttermilch dazugeben und alles fein pürieren.
2. Die Chiasamen unterrühren. Mit Vanillepulver und eventuell etwas Birkenzucker abschmecken. Sollte der Smoothie etwas zu dickflüssig sein, einfach nach Geschmack mit Wasser verdünnen.
3. Den Smoothie in ein hohes Glas füllen und mit Zitronenmelisse bestreuen.

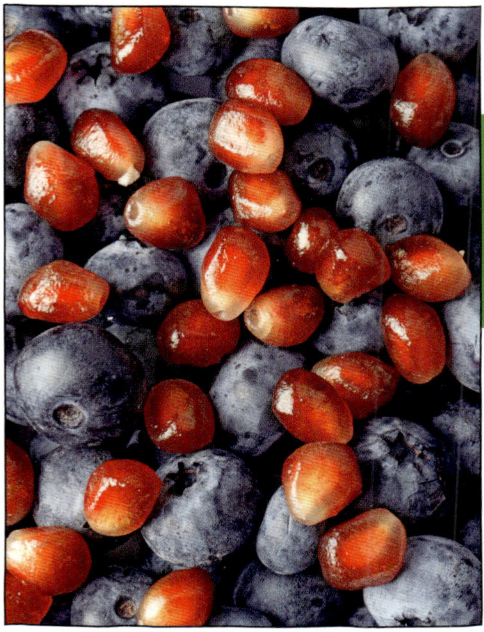

Pro Person
240 kcal, 19 g Eiweiß, 5 g Fett, 24 g Kohlenhydrate, 8 g Ballaststoffe

Spinat-Chili-Smoothie

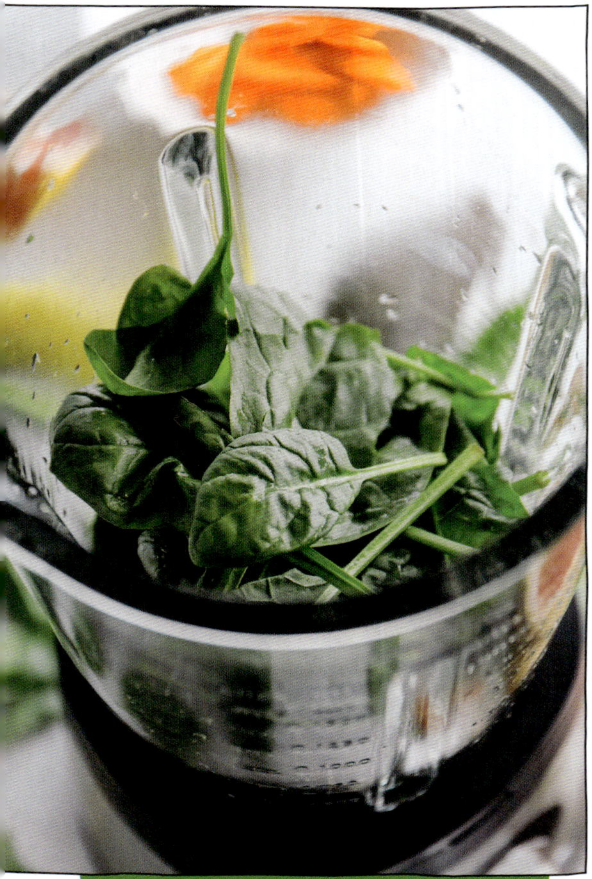

Zutaten für 1 Person:

- 80 g junger Blattspinat (frisch)
- 150 g Salatgurke
- 1 kleine Chilischote
- ¼ l Möhrensaft
- 1–2 EL Limettensaft
- 10 g Chiasamen

Zubereitung:

1. Den Spinat grob hacken. Die Salatgurke schälen und in Stücke schneiden. Die Chilischote längs halbieren, nach Wunsch entkernen und hacken.
2. Alle vorbereiteten Zutaten in einen Mixer geben, den Möhrensaft dazugießen und fein pürieren. Mit Limettensaft abschmecken. In ein großes Glas füllen und mit den Chiasamen bestreuen.

Pro Person
140 kcal, 6 g Eiweiß, 4 g Fett,
15 g Kohlenhydrate, 7 g Ballaststoffe

Avocado-Tomaten-Drink

Zutaten für 1 Person:

- ½ reife kleine Avocado (ca. 75 g Fruchtfleisch)
- 100 g Tomaten
- 1 TL gehackte Petersilie
- 200 ml Kefir
- 10 g Hanfsamen
- 1–2 EL Zitronensaft
- Salz
- Cayennepfeffer

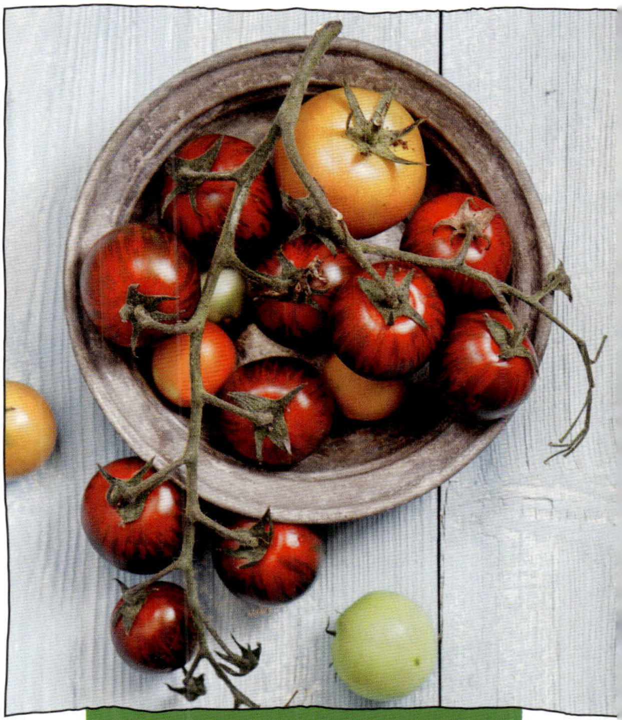

Pro Person
300 kcal, 11 g Eiweiß, 20 g Fett, 14 g Kohlenhydrate, 8 g Ballaststoffe

Zubereitung:

1. Die Avocado schälen und das Fruchtfleisch klein schneiden. Die Tomaten waschen und halbieren. Beides in einen Mixer oder Rührbecher geben. Die Petersilie und den Kefir dazugeben und fein pürieren. Die Hanfsamen unterrühren. Mit Zitronensaft, etwas Salz und Cayennepfeffer abschmecken.
2. Den Smoothie in ein großes Glas füllen. Sollte er zu dickflüssig sein, etwas Mineralwasser unterrühren.

Tipp:
Wer gerne Knoblauch mag, presst noch eine kleine Zehe dazu.

Literatur

Axt-Gadermann, M. (2019): *Natürlich! Schöne Haut*. München, Südwest Verlag.

Axt-Gadermann, M.; Lorenz Y. (2018): Einfluss eines Synbiotikums auf den Gewichtsverlauf. *Ernährung & Medizin*, 33: 29–34.

Axt-Gadermann, M. (2017): *Schön mit Darm*. München, Südwest Verlag.

Baskaran, P.; Krishnan, V.; Ren, J.; Thyagarajan, B. (2016): Capsaicin induces browning of white adipose tissue and counters obesity by activating TRPV1 channel-dependent mechanisms. *British Journal of Pharmacology* 173 (15): 2369–2389.

Bayrakci Tunay, V.; Akbayrak, T.; Bakar, Y. et al. (2010): Effects of mechanical massage, manual lymphatic drainage and connective tissue manipulation techniques on fat mass in women with cellulite. *Journal of European Academy of Dermatology and Venerology* 24 (2): 138–142.

Bertin, C.; Zunino, H.; Pittet, J. et al. (2001): A double-blind evaluation of the activity of an anti-cellulite product containing retinol, caffeine, and ruscogenine by a combination of several non-invasive method. *Journal of Cosmetic Science* 52 (4): 199–210.

Bottaro, M.; Martins, B.; Gentil, P.; Wagner, D. (2009): Effects of rest duration between sets of resistance training on acute hormonal responses in trained women. *Journal of Science and Medicine in Sport*. Januar 2009, 12 (1): 73–78.

Byun, S. Y.; Kwon, S. H.; Heo, S. H. et al. (2015): Efficacy of Slimming Cream Containing 3.5% Water-Soluble Caffeine and Xanthenes for the Treatment of Cellulite: Clinical Study and Literature Review. *Annals of Dermatology* 27 (3): 243–249.

Chow, H.-H.; Garland, L. L.; Heckman-Stoddard, B. M. et al. (2014): A pilot clinical study of resveratrol in postmenopausal women with high body mass index: effects on systemic sex steroid hormones. *Journal of Translational Medicine* 2014; 12: 223.

Debré, F.; Vincent, S.; Maitel, B. et al. (2010): Androgen Responses to Sprint Exercise in Young Men. *International Journal of Sports Medicine* 31 (5): 291–297.

Din, M. U.; Saari, T.; Raiko, J. et al. (2018): Postprandial Oxidative Metabolism of Human Brown Fat Indicates Thermogenesis. *Cell Metabolism*, 2018; 28 (2): 207; https://www.sciencedaily.com/releases/2018/08/180829115544.htm.

Friedmann, D. P.; Vick, G. L.; Mishra, V. (2017): Cellulite: a review with a focus on subcision. *Clinical, Cosmetic and Investigational Dermatology* 10: 17–23.

Fui, M. N.; Dupuis, P.; Grossmann, M. (2014): Lowered testosterone in male obesity: mechanisms, morbidity and management. *Asian Journal of Andrology* 16 (2): 223–231.

Ghigi, R. (2004): Le corps féminin entre science et culpabilisation Autour d'une histoire de la cellulite. *Travail, genre et sociétés* 2 (12): 55–75.

Hexsel, D.; Soirefmann, M. (2011): Cosmeceuticals for cellulite. *Seminars in Cutaneous Medicine and Surgery* 30 (3): 167–170.

Jalali, G. R.; Roozbeh, J.; Mohammadzadeh, A. et al. (2010): Impact of oral zinc therapy on the level of sex hormones in male patients on hemodialysis. *Renal Failure* 32 (4): 417–419.

Kapiszewska, M.; Miskiewicz. M.; Ellison, P. T. et al. (2006): High tea consumption diminishes salivary 17b-estradiol concentration in Polish women. *British Journal of Nutrition* 95: 989–999.

Kim, M.; Goto, T.; Yu, R. et al. (2015): Fish oil intake induces UCP1 upregulation in brown and white adipose tissue via the sympathetic nervous system. *Scientific Reports* 5, Article number: 18013.

Kuda, O.; Rossmeisl, M.; Kopecky, J. (2018): Omega-3 fatty acids and adipose tissue biology. *Molecular Aspects of Medicine* 64: 147–160.

Lee, H.-K.; Lee, J. K.; Cho, B. (2013): The Role of Androgen in the Adipose Tissue of Males. *The World Journal of Men's Health* 31 (2): 136–140.

Levy, Y.; Narotzki, B.; Reznick, A. Z. (2017): Green tea, weight loss and physical activity. *Clinical Nutrition* 36 (1): 315.

Müller, M. J.; Geisler, C. (2017): From the past to future: from energy expenditure to energy intake to energy expenditure. *European Journal of Clinical Nutrition* 71 (3): 358–364.

Müller, M. J., Enderle, J.; Bosy-Westphal, A. (2016): Changes in Energy Expenditure with Weight Gain and Weight Loss in Humans. *Current Obesity Reports* 5 (4): 413–423.

Müller, M. J., Bosy-Westphal, A. (2013) Adaptive thermogenesis with weight loss in humans. *Obesity (Silver Spring)* 21 (2): 218–228.

Okla, M.; Kim, J.; Koehler, K.; Chung, S. (2017): Dietary Factors Promoting Brown and Beige Fat Development and Thermogenesis. *Advances in Nutrition* 8 (3): 473–483.

Piérard-Franchimont, C.; Piérard, G. E.; Henry, F. et al. (2000): Randomized, placebo-controlled trial of topical retinol in the treatment of cellulite. *American Journal of Clinical Dermatology* 1 (6): 369–374.

Pilz, S.; Frisch, S.; Koertke, H. et al. (2011): Effect of vitamin D supplementation on testosterone levels in men. *Hormone and Metabolic Research* 43 (3): 223–235.

Rahimi, R.; Qaderi, M.; Faraji, H.; Boroujerdi, S. S. (2010): Effects of very short rest periods on hormonal responses to resistance exercise in men. *The Journal of Strength and Conditioning Research* 24 (7): 1851–1859.

Rawlings, A. V. (2006): Cellulite and its treatment. *International Journal of Cosmetic Science* 28 (3): 175–190.

Singh, R.; Artaza, J. N.; Taylor, W. E. et al. (2006): Testosterone inhibits adipogenic differentiation in 3T3-L1 cells: nuclear translocation of androgen receptor complex with beta-catenin and T-cell factor 4 may bypass canonical Wnt signaling to down-regulate adipogenic transcription factors. *Endocrinology* 147 (1): 141–154.

Sinha-Hikim, I. Taylor, W. E.; Gonzalez-Cadavid, N. F. et al. (2004): Androgen receptor in human skeletal muscle and cultured muscle satellite cells: up-regulation by androgen treatment. *The Journal of Clinical Endocrinology and Metabolism* 89 (10): 5245–5255.

Smalls, L. K.; Hicks, M.; Passeretti, D. et al. (2006): Effect of weight loss on cellulite: gynoid lypodystrophy. *Plastic and Reconstructive Surgery* 118 (2): 510–516.

Tokarska, K.; Tokarski, S.; Woźniacka, A. et al. (2018): Cellulite: a cosmetic or systemic issue? Contemporary views on the etiopathogenesis of cellulite. *Postępy Dermatologii i Alergologii – Advances in Dermatology and Allergology* 35 (5): 442–446.

Trauer, S.; Patzelt, A.; Lademann, J. et al. (2009): Permeation of topical applied caffein through human skin – a comparison of in vivo and in vitro data. *British Journal of Clinical Pharmacology* 68 (2): 181–186.

Wehr, E.; Pilz, S.; Boehm, B. O. et al. (2010): Association of vitamin D status with serum androgen levels in men. *Clinical Endocrinology* 73 (2): 243–248.

Übungsregister

90/90 82
Atomic Frog 84
Basketballer 136
Bizeps-femoris-Stretch 158
Bulgarian Split Squat 98
Burpee 150
Childs Pose 164
Couch-Stretch 156
Curtsy Lunge 112
Deadlift 102
Dirty Dog 124
Donkey Kicks 122
Dove-Stretch 162
Downward Facing Dog and Cobra 88
Duck Walk 66
Frog Jump 138
Good Morning 100
Heels To Butt 64
High Knee Run 140
Jump and Run 152
Jumping Jack 58
Jumping Lunges 144
Kneel to Squat 126
Leg Raise 106
Lunge 108
Lunge mit Schulterrotation 86
Lying Hip Raises 114
Lying Leg Lift 116
Mountain Climber 146
Pistol Squat 96
Das Rollen der Gesäßmuskulatur (Glutaeus) 74
Das Rollen der hinteren Oberschenkelmuskulatur (Biceps femoris) 72
Das Rollen der Oberschenkelinnenseiten (Adduktoren) 76
Das Rollen der vorderen Oberschenkelmuskulatur (Quadriceps femoris) 70
Das Rollen der Waden (Triceps surae) 78
Rope Skipping 60
Side Lunge 110
Side Lying Inner Leg Lift 120
Side Lying Leg Lift 118
Single-Leg-Deadlift 104
Skater 134
Squat 92
Squat and Kick 142
Squat Jumps 62
Step-up 128
Sumo Squat 94
Tiefer Squat (mit Kreisen) 80
Tuck Jumps 148
Wall-Sit 130
Wall-Stretch 160

Rezeptregister

Asiatisches Rindfleisch mit Sesam 195
Avocado-Tomaten-Drink 203
Avocado-Tomaten-Salat mit Meatballs 198
Beeren-Smoothie 201
Erdbeer-Salat mit Sesam 184
Hähnchenbrust mit Tomaten-Bohnen-Gemüse 196
Heilbuttfilet auf Blattspinat 197
Knuspermüsli mit Orange 187
Kokos-Bananen-Shake 200
Kokos-Reis-Salat mit Hähnchenbrust 199
Lachsfilet mit Fenchel-Bulgur 189
Lammfilet mit Kichererbsen-Auberginen-Gemüse 194
Orientalische Linsensuppe 188
Quinoa-Paprika-Salat mit Thunfisch 192
Quinoa-Porridge mit Beeren und Leinsamen 183
Rote-Bete-Salat mit Stremellachs 191
Sandwich mit Lachs und Sprossen 186
Spinat-Chili-Smoothie 202
Spinatsalat mit Granatapfel und Walnuss 193
Tofu-Gemüse-Pfanne mit Nussreis 190
Vollkornbrot mit Avocado und Ei 182
Vollkornbrot mit Spiegeleiern und Dillkrabben 185

Impressum

1. Auflage

Bildnachweis
Alle Fotos stammen von Bodo Rickassel, mit Ausnahmen von:
akg-images: 11 (Erich Lessing); iStockphoto: 8/9 (Morsa Images), 27 (luchezar), 37 (gilaxia), 184 (HadelProductions), 187 (8vFanI), 190 (GMVozd), 191 (lleerogers), 192 (ozgurdonmaz), 194 (fcafotodigital), 195 (orinoco-art), 197 (solidcolours), 198 (sorendls), 201 (Riorita), 203 (Barcin); Shutterstock: U1 (zabavina), 15 (Daniela Barretto), 19 (bus109), 177/178 (Lisovskaya Natalia), 182 (Tonya Koreneva), 183 (s_karau), 185 (TunedIn by Westend61), 186 (mubus7), 188 (ajlatan), 189, 193 (Ekaterina Kondratova), 196 (FuzullHanum), 199 (Adao), 200 (bitt24), 202 (Valeria Aksakova)

Projektleitung: Nina Sahm, Andrei-Sorin Teusianu
Lektorat: Ulrike Schöber
Korrektorat: Susanne Schneider
Layout und Satz: Layer-Cake, Jürgen Kiermeier, Glonn
Bildredaktion: Bele Engels, Tanja Zielezniak
Leitung der Fotoproduktion: Bele Engels
Fotograf: Bodo Rickassel
Haare & Make-up: Tina Maucher
Styling: Bele Engels
Model: Stefanie Burmeister
Umschlaggestaltung: *zeichenpool, München
Druck und Bindung: Alcione Litotipografia S.r.l., Lavis
Printed in Italy

FSC
www.fsc.org
MIX
Papier aus verantwortungsvollen Quellen
FSC® C021956

Verlagsgruppe Random House FSC® C021956

ISBN 978-3-517-09853-1
www.suedwest-verlag.de